Association®

全为**生命**™

Heartsaver®

拯救心脏 急救 心肺复苏 自动体外除颤器

美国心脏协会 著、译

学 员 手 册

ISBN: 978-7-308-16655-3。简体中文版 15-2418。印刷日期: 1/17

英文原版
Heartsaver First Aid CPR AED Student Workbook

ZHEJIANG UNIVERSITY PRESS
浙江大学出版社

i

致谢

American Heart Association (AHA) 感谢下列人员为制作本手册所做的贡献: Jeff A. Woodin, NREMT-P; Mary Fran Hazinski, RN, MSN; Robert Lee Hanna; Kostas Alibertis, CCEMT-P; Tony Connelly, EMT-P, BHSc, PGCEd; Brian E. Grunau, MD; Jeanette Previdi, MPH, BSN, RN-BC; Mark Terry, MPA, NREMT-P; Moira Muldoon; Brenda Schoolfield; AHA 拯救心脏 项目团队。

简体中文版: 陈志桥 副主任医师 医学博士; 胡尔滨 主治医师 医学硕士; 蒋婕 主治医师 医学硕士; 刘继海 副主任医师 医学博士; 单毅 副主任医师 医学硕士; 余涛 副教授 副主任医师 医学博士; 以及 AHA ECC 国际拯救心脏项目团队。

如需查找有关本文的任何更新或修正信息，请访问网站 **www.international.heart.org**，浏览到相应网页以找到本课程，然后点击"Updates"（更新）。

目录

全为生命. ™

在美国心脏协会 (AHA)，我们希望人们能够更多地享受到生命中的美好时刻。正因如此，我们才以改善心脏及大脑健康状况为使命。也正因如此，我们仍致力于特殊训练，通过与您真诚的合作将复苏科学带进我们的生活。只有凭借彼此间不断的合作和奉献，我们才能真正地擘画未来和拯救生命。

只要这个世界上还有心脏病和脑卒中发生，美国心脏协会就会与您一起努力，使每个人的生命更健康、更长寿。

我们为何要致力于我们的事业？
全为生命

全为生命 是对生命的礼赞。这就是对我们为什么应当保持心脑健康的一个简单而有力的回答。这也诠释了我们为何要致力于我们的事业，即：拯救生命。日夜不息。

在学员手册中，您可找到将本课程中所学内容与 **全为生命** 以及心血管疾病救治的重要性相关联的信息。找到 **全为生命** 图标（显示在右侧），请记住您今天所学的内容对美国心脏协会 (AHA) 的使命具有重要影响。

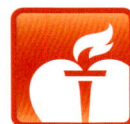

我们鼓励您找到**自己的动力所在**并与他人分享。询问自己，到底是什么时刻、什么人和什么样的经历支撑起了我人生的信念？是什么给我带来了欢乐、惊喜和幸福？我为什么要与 AHA 合作去拯救生命？为什么心血管急救对我如此重要？这些问题的答案就是您要寻找的**动力所在**。

说明

请在此页背面找到参与 AHA 使命和 **全为生命** 活动的机会。在本次活动的最后，请在空白处描述您的**动力所在**。

与您所爱的人分享 **"全为＿＿＿＿"**，并让他们探索自己心目中的**动力所在**。

探讨。分享。传播。践行。　　#全为生命　　#心肺复苏 挽救生命

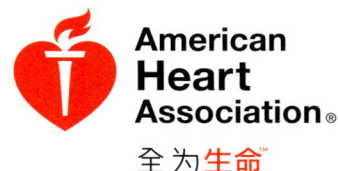

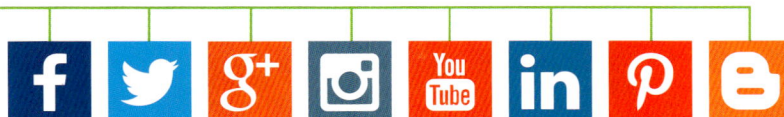

American Heart Association®
全为**生命**™

全为生命。

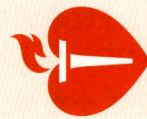

American Heart Association®
全为生命™

简介

拯救心脏 急救 心肺复苏 自动体外除颤器 课程

欢迎参加拯救心脏 急救 心肺复苏 自动体外除颤器 课程。在本课程中，您将获得可帮助挽救生命的知识和技能。

在本课程中，您将学习应对危及生命的最常见急症的基础急救知识、如何识别急症以及如何提供帮助。另外，您还将学习如何识别某人需要心肺复苏、如何呼喊求助以及如何给予心肺复苏（CPR）和使用自动体外除颤器（AED）。

您将在本课程中学到什么

本课程最重要的目标是指导您如何应对急症。有时，人们不做出行动的原因是他们害怕做错。发现问题所在并通过拨打当地急救电话，如 120，使救护人员尽快到达是您能采取的最重要措施。

拨打 120 后，调度员（也就是接听急救电话的人）将在救援人员到达之前一直指导您如何操作。接受过高级培训的人员（急救医务人员、普通医务人员及其他人员）通常会在您拨打电话后到达现场接手。您的工作是及时识别出不正常状况、必要时让救援人员赶往现场，同时实施急救措施或心肺复苏，直到接受过高级培训的人员到来接手。在本课程中，我们还将涉及旨在保护心肺复苏急救员的《好撒玛利亚人法》(Good Samaritan laws)。

全为生命

全为生命

在美国心脏协会 (AHA)，我们希望人们能够更多地享受到生命中的美好时刻。您在本课程所学的内容能帮助每个人更健康长寿地生活。

拯救心脏 急救 心肺复苏 自动体外除颤器 知识和技能

您的学员手册中包含让您正确理解和实施救生与急救技能所需要的所有信息。在本课程中，您将有机会练习这些技能并从导师那里接受重要指导。

课程中的视频涵盖了本学员手册中讨论的许多技能，但非全部。因此，务必认真学习该学员手册中的内容，为在急症发生时提供救援做好充分准备。

成功完成课程

在参加课程期间，您需要练习和演练重要技能。在您阅读和学习本手册时，请特别注意这些技能。

如果您达到了所有课程要求并能够正确展示技能，您将收到一张课程完结证书。

如何使用学员手册

花时间认真阅读和学习学员手册中的内容。在课程开始前、课程中及课程结束后，您都应当使用本手册。

在课程前	• 阅读和学习该手册。 • 仔细阅读分步操作说明、技能总结和图片。 • 做笔记。 • 列出要向导师提出的问题。
在课程中	• 请在视频演示和实际练习过程中参阅本手册。
课程后	• 复习分步操作说明、技能总结和图片。 • 将您的手册置于在急症发生时可方便随时参阅之处。

需要的培训频率

经常复习您的《学员手册》和《快速参考指南》，以回顾重要技能。您的课程完结证书的有效期是 2 年。

急救课程的目标

本课程同时包含急救与心肺复苏、自动体外除颤器。在结束本课程急救部分的内容时，您将能

- 列出急救员的优先考虑事项、职责和义务
- 描述急救中的关键步骤
- 脱除防护手套（您将要展示的技能）
- 发现问题（您将要展示的技能）
- 描述对以下危及生命的症状或征象采取的评估和急救措施：心脏病发作、呼吸困难、窒息、严重出血、休克和脑卒中
- 描述何时以及如何帮助发生窒息的成人或儿童
- 展示如何帮助发生窒息的婴儿
- 使用肾上腺素注射笔（您将要展示的技能）
- 控制出血和进行绷带包扎（您将要展示的技能）
- 识别导致常见创伤的因素

- 识别导致常见疾病的因素
- 描述如何查找有关预防疾病和创伤的信息
- 确定适用于急救员的法律问题

请参阅本手册的心肺复苏、自动体外除颤器部分，了解心肺复苏、自动体外除颤器课程目标。

拯救心脏 急救 心肺复苏 自动体外除颤器 术语和概念

学习内容

在这一部分，您将学习在整个拯救心脏课程中使用的关键术语和概念。它们是理解本手册所提供资料的基础。

急救

急救是指在接受过更高级培训的急救员到现场接手之前，您为伤病员提供的即时救治。

任何人在任何情况下都可能实施急救。急救有可能帮助伤病者更彻底、更快速地康复。在严重急症发生时，急救可能意味着生死之差。

大多数时候，您会对轻微疾病或创伤实施急救。但是，有时您还需要针对可能危及生命的问题开展急救，例如为心脏病发作者提供急救、为严重出血者进行包扎或者针对严重过敏反应给予肾上腺素。

在本课程中，您将学习并练习急救技能，这将帮助您记忆在真实急症发生时需要采取的措施。

有反应与无反应

您必须明白，在急症发生时，伤病员可能失去反应。下面介绍如何判断某人是否有反应：

- *有反应：* 如果某人有反应，在您轻拍并询问他感觉怎么样时，他可以挪动身体、说话、眨眼或以其他方式作出回应。
- *无反应：* 无反应是指某人身体不动、不说话、不眨眼，也不以其他方式作出回应。

对于某人无反应的情况，您需要学习如何确定此人是否需要心肺复苏。

濒死叹息样呼吸

发生心脏骤停的患者将不能正常呼吸或者仅有濒死叹息样呼吸。我们所谓的*喘息*是指濒死叹息样呼吸。濒死叹息样呼吸可能经常发生于心脏骤停后的最初几分钟内。

如果患者仅有濒死叹息样呼吸，通常情况下，他看起来像是在非常快地吸气。他可能会张开嘴，并移动下颌或头颈。

濒死叹息样呼吸可能听起来像哼声、鼾声或呻吟声。这些濒死叹息样呼吸可能表现为有力或微弱。濒死叹息样呼吸时的呼吸之间可能会间隔一段时间，因为濒死叹息样呼吸频率通常较慢。

濒死叹息样呼吸不是有规律的或正常的呼吸。在无反应的患者中，它是发生心脏骤停的征象。

心肺复苏（CPR）

CPR 代表心肺复苏。当某人的心脏突然停止跳动时，提供心肺复苏可使存活率增加一倍或两倍。

心肺复苏由两种技能组成：

- 胸外按压
- 人工呼吸

胸外按压是快速、用力下压胸部的动作。当您按压胸部时，可将血液泵送到大脑和心脏。要给予心肺复苏，您需要以 30:2 的比例实施多组胸外按压和人工呼吸。

请参阅本手册的"心肺复苏和自动体外除颤器"部分了解更多信息。

自动体外除颤器 (AED)

AED 代表自动体外除颤器。它是一种轻型便携式装置，可检测需要电击治疗的异常心脏节律。自动体外除颤器可实施电击，从而使心律恢复正常。

在提供急救时，您需要取得急救箱，有时还需要自动体外除颤器。自动体外除颤器应放置于公司的主办公室内、大楼人流量大的区域、休息室、健身房等高风险区域——大多数人能看见并在急症发生时可以获取的任何位置。

您务必要知道急救箱和自动体外除颤器的最近存放位置，从而为伤病员提供尽可能最佳的帮助。

成人、儿童和婴儿

本手册介绍了在更高级别的救治人员到达之前，您用于帮助伤病成人、儿童或婴儿的具体拯救心脏技能和措施。在本课程中，我们使用以下年龄定义：

成人	青少年（青春期开始后）及更大年龄者
儿童	1 岁至青春期
婴儿	1 岁以下

青春期的征象包括男性的胸部或腋下出现毛发以及女性乳房发育。

请将任何有青春期征象者视为成人。如果您不能确定患者是成人还是儿童，请将其视为成人提供紧急救治。

拨打当地急救电话

在本课程中，我们描述为"拨打 120"。

在急症发生时，使用最方便获取的电话拨打当地的应急响应电话。它可以是您自己的手机，也可以是前来援助人员的手机。某些情况下，您可能需要使用其他类型的电话。在拨打 120 后，如果可以的话，务必将电话置于免提模式，这样方便急救实施人员与调度员通电话。

第1部分：急救基础

涵盖的主题

本部分涵盖的主题包括

- 急救员的优先考虑事项、职责和义务
- 急救步骤

在您阅读和学习这一部分的内容时，请特别注意要求您在本课程中演练的 2 项技能：

- 脱除防护手套
- 发现问题

急救员的优先考虑事项、职责和义务

有些人必须在工作中为他人实施急救。例如，执法人员、消防员、乘务员、警卫和公园巡护员有义务在工作期间提供急救。如果不在当班时间，他们可以选择是否提供急救。

您需要知道的重要的一点，急救期间您可能会了解到受助人的隐私。您应该对这些隐私保密。只能与接手救治的急救人员分享伤病者的个人信息。

您在急救医疗服务系统中的角色

您作为急救员的角色是

- 识别当前发生的急症
- 确保现场对您和伤病员都是安全的
- 拨打当地急救电话，如120
- 提供急救措施，直到接受过更高级培训的人员到来接手

在拨打 120 时，您将启动急救人员网络或急救医疗服务 (EMS)。在急症发生时，使救援人员快速赶往现场可挽救生命。

决定提供急救

提供急救也可能成为您工作要求中的一部分。如果是，那么您必须在工作时提供救助。但是，如果您不在当班时间，也可以选择是否提供急救。

请求实施急救

当您遇到有反应的伤病员时，在接触他之前，应介绍自己是急救员。询问伤病员是否需要帮助。任何人都有权利拒绝。

请求实施急救
☐ 当您遇到有反应的伤病员时，在接触他之前，应介绍自己是急救员。
☐ 询问伤病员是否需要帮助。 • 如果他同意，请实施急救。 • 如果他拒绝，请拨打 120 并守在他身边，直至救援人员到来。 • 如果他意识不清或无法作答，应假定他愿意接受帮助。

维护急救箱

急救人员的职责之一是维护好急救箱。急救箱应装有您在最常见急症中需要使用的物品。

请参阅"第 6 部分：急救资源"，获取有关急救箱内常备物品的列表。但您可以对急救箱内的物品进行调整，所以请根据列表检查急救箱，确定是否需要额外添加一些物品。处理完任何急症后，务必重新装备急救箱。

维护急救箱
☐ 将物品置于带有清晰标识的坚固、防水容器内。
☐ 知道急救箱的存放位置。
☐ 更换使用过的物品，以便急救箱可随时用于下一次急症。
☐ 在每个工作时段开始时，检查急救箱中是否有过期物品，确保箱中物品完整，并且可随时用于急症。

好撒玛利亚人法 (Good Samaritan laws)

如果您在为某人实施急救是否合法方面存在疑问，您应该知道的一点是，美国各州都颁布过《好撒玛利亚人法》(Good Samaritan laws)。这些法律可对提供急救的任何人提供保护。但各州的法律细则存在差异，所以务必核实您所在地区的法律。

对于任何急症，请按照以下关键的急救步骤操作：

- 评估现场。
- 打电话求助。
- 采取通用的防护措施。
- 发现问题。
- 保护患者隐私。

评估现场

首先，确保现场是安全的。发现对于您、伤病员及附近的所有其他人员存在的任何危险。

这是一个重要步骤。每次提供急救都应这样做。提供急救的同时，继续评估现场，以发现任何可能发生变化并使周围环境陷入危险的因素。如果您自己受伤了，也将无法帮助任何人。

任何急救措施的第一步是确保现场安全。

用于现场评估的问题

在您环视四周时，问自己以下问题：

	问题	解释
危险	是否存在可使您或伤病员置于危险境地的因素？	只有在伤者处于危险环境或者为了便于安全实施急救或心肺复苏时，才能移动伤者。
援助	周围是否有其他人可以帮忙？	如果有，请人帮忙拨打 120。如果附近没有任何其他人，则自己打电话求助。
人物	谁生病或受伤了？	您可以告知受伤人数以及发生的具体事件吗？
地点	您在哪里？	您需要告诉其他人如何到达您当前所在地，特别是紧急调度员。如果现场有其他旁观者，请派一名旁观者去迎接急救人员并带他们到现场。

打电话求助

在您评估是否需要急救时，必须知道何时以及如何打电话求助。拨打当地急救电话，如120，以启动急救医疗服务人员网络。

务必知道可在紧急情况下使用的最近的电话位置（图 1）。通常，急救箱和自动体外除颤器的存放位置与紧急电话的位置相同。

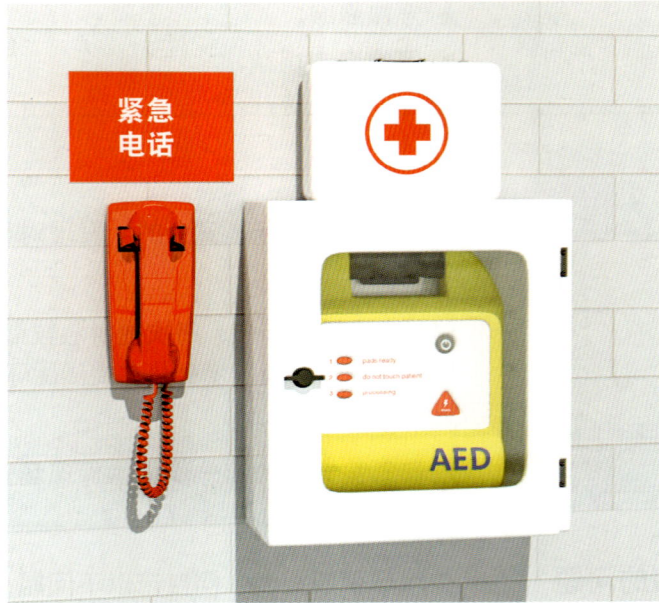

图 1. 知道可在紧急情况下使用的最近的电话位置。您还应知道急救箱和自动体外除颤器的存放位置。

何时打电话求助

您的公司可能有关于应何时拨打当地急救电话的一些说明。

一般原则是，只要有人患了重病或受重伤，或者您不能确定如何处理某种急症，就应拨打当地急救电话，如120，进行求助。

用于判断应何时拨打当地急救电话的一些例子包括：伤病员是否

- 对声音或碰触无反应
- 有提示心脏病发作的胸部不适
- 有脑卒中征象
- 呼吸有问题
- 有重伤或烧伤
- 有严重出血
- 有抽搐
- 突然无法移动部分肢体
- 受到电击
- 暴露在毒物中

您将在本手册的后续内容中了解到有关这些内科急症和创伤急症的更多征象和急救措施。

如何打电话求助

另外重要的一点是，务必知道如何在您所在的位置打电话求助。您知道如何在自己的工作场所启用应急响应电话吗？例如，外线电话是否需要拨 9，或者是否有内部电话号码用于通知现场的急救人员？

在本课程中，我们描述为"拨打 120"。

在您的《快速参考指南》、急救箱以及附近的电话上写下应急响应电话号码。您还应在此处写下应急响应电话号码。

> 请在此处写下应急响应电话号码：
>
> _____

应该由谁打电话求助

如果有其他人在场，您可以另外叫一个人拨打 120 并取得急救箱和自动体外除颤器。如果您是独自一人并带有手机，请拨打 120 并将电话置于免提模式，这样方便您按照调度员的指示操作。下面是操作总结：

如果您是	那么，您应当
独自一人	☐ 呼喊求助。 ☐ 如果没人应答并且伤病员需要立即得到救治，同时您随身带有手机，那么请拨打 120 并将电话置于免提模式。 ☐ 调度员将提供更详细的指示，例如如何实施急救、如何给予心肺复苏和使用自动体外除颤器。
与其他人在一起	☐ 请守在伤病员身边，如果您知道如何提供急救，则应同时准备实施急救。 ☐ 另外派一个人拨打 120 并取得急救箱和自动体外除颤器，如果有的话。 ☐ 让此人将电话置于免提模式，方便您接收调度员的进一步指示。

按照调度员的指示

当您和调度员通电话时，在调度员允许您挂断前不要挂电话。回答调度员的问题并不会延迟救援人员的抵达时间。始终注意观察周围环境—知道所在位置的具体地址可有助于急救人员更快找到您。

采取通用的防护措施

在完成对现场安全性的评估后，您应马上采取以下通用的防护措施。这些防护措施之所以被称为*通用*，是因为您在处理任何血液和其他体液时都应该认为它们可能包含致病菌。

个人防护设备

您的急救箱中含有个人防护设备 (PPE)，如护目用具和医用手套。在您提供急救时，这些防护设备可让您避免接触血液和体液（如唾液和尿液），保证您的安全。急救箱中还可含有一个用于人工呼吸的面罩，以备需要实施心肺复苏时使用。

由于有些人对乳胶过敏或者对乳胶敏感可引起其他严重反应，因此您应该尽可能使用非乳胶手套。

通用防护措施

采取以下措施保护自己不感染疾病或者受伤：

通用防护措施
☐ 如有必要，任何时候都戴上防护用具（图 2）。 　• 任何时候提供急救都应戴上防护手套。 　• 如果伤病员正在出血，应戴上护目用具。
☐ 将所有接触过血液或含血体液的一次性用品置于生物危害品收集袋（图 3）或按照您工作场所的相关要求进行处理。
☐ 要弃置生物危害品收集袋，请遵照您公司的有害废弃物处理计划。
☐ 在正确脱除手套后，用肥皂和大量的水彻底洗手 20 秒。

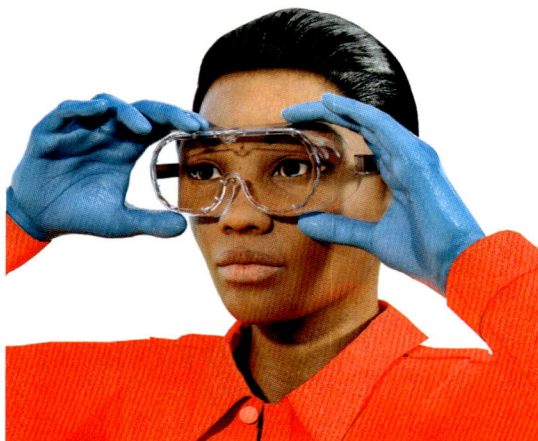

图 2. 任何时候提供急救时都应戴上防护手套，如果伤病员正在出血，应戴上护目用具。

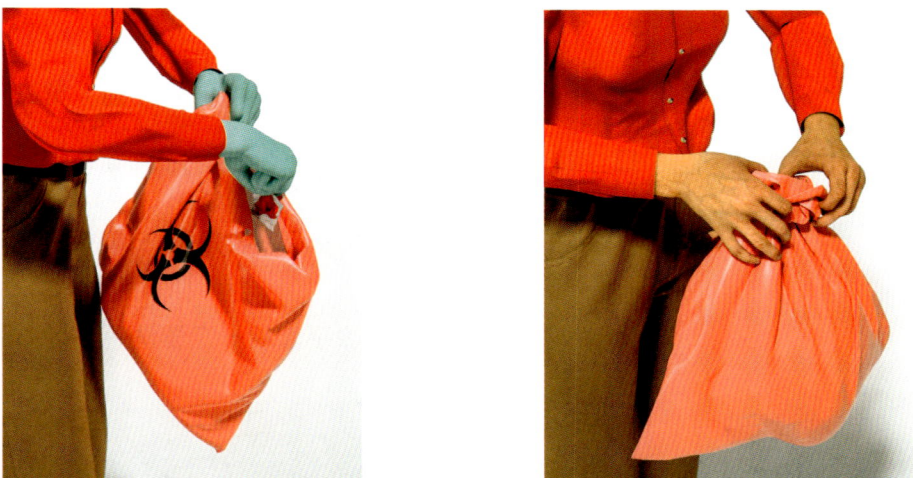

图 3. 如果有生物危害品收集袋，请将所有接触过体液的一次性用品置于生物危害品收集袋中，其中包括您戴过的手套。按照公司政策弃置收集袋。

暴露于血液后的措施

任何可能的情况下，您都应该佩戴个人防护设备 (PPE)。但是，如果患者的血液确有接触您的皮肤或者溅入您的眼部或口中，应采取以下步骤：

暴露于血液后的措施
☐ 如果您戴了防护手套，请将手套脱除。
☐ 立即用肥皂和大量的水洗手并冲洗接触部位 20 秒。
☐ 如果有体液溅入您的眼睛、鼻子或口腔内部等任何部位，请用大量的水冲洗这些部位。
☐ 并尽快联系医务人员。

正确脱除防护手套

由于存在感染风险，因此在确保您自身安全和他人安全方面，正确使用和脱除防护手套是很重要的步骤。

务必正确弃置防护手套，确保接触到该生物危害品收集袋的其他任何人不会接触血液或体液。

脱除防护手套的方法

下面是脱除防护手套的正确方法（图 4）：

脱除防护手套的方法

☐ 捏住一只手套的外部靠近手腕的部分，然后向下翻卷，直到里层全部露在外面（图 4A）。

☐ 用另一只戴手套的手将脱除的手套全部握在手里（图 4B）。

☐ 将已脱除手套的一只手的两根手指从仍戴在另一只手上的手套袖口处塞入（图 4C）。

☐ 脱除这只手套，使其里层完全露在外面，第一只手套则包裹在里面。

☐ 如果手套上有血液或含血物质，应正确弃置手套。
  • 将手套放入生物危害品收集袋。
  • 如果没有生物危害性废品收集袋，请将手套放入一个可密封的塑料袋内，然后再弃置。

☐ 彻底洗手。您在脱除手套后一定要洗手，以防有血液或体液接触双手。

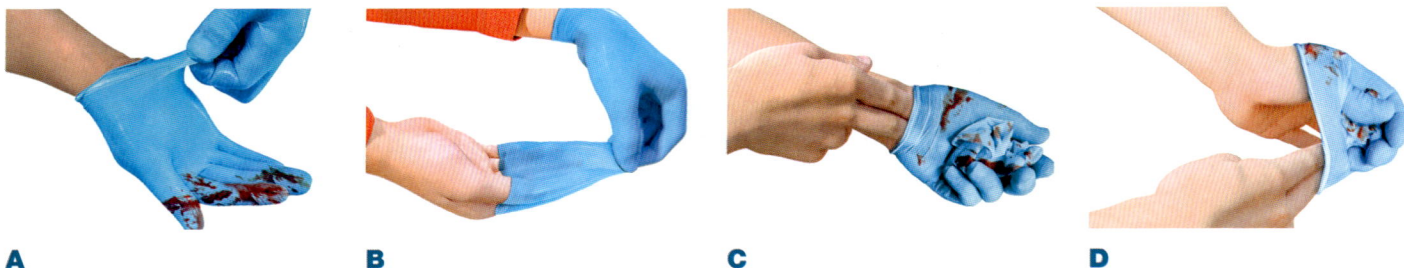

A   B   C   D

图 4. 正确脱除防护手套，避免接触手套外层。

践行良好的手部卫生

即便您佩戴了防护手套，也应该每次都洗手，以防有血液或体液接触双手。
另外，良好的手部卫生有助于防止细菌传播。认真洗手是您抵御感染的最重要防护措施之一。

认真洗手的方法

认真洗手的方法

☐ 用干净的流水（可能的情况下，用温水）淋湿双手，然后抹上肥皂。

☐ 双手揉搓并擦洗所有的手心、手背和手指至少 20 秒（图 5）。

☐ 用大量流水彻底冲洗双手。

☐ 用纸巾擦干或用空气干燥器烘干手。可能的情况下，用纸巾垫着手关闭水龙头。

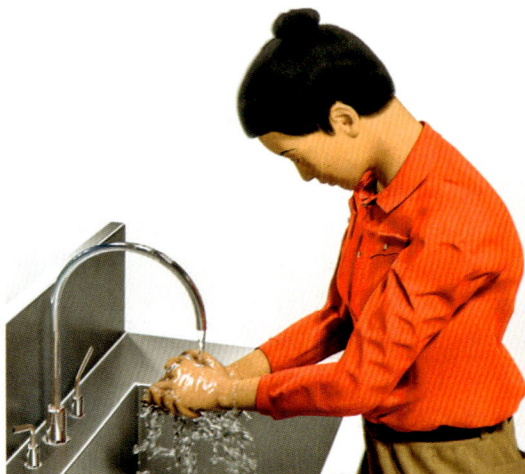

图 5. 在脱除手套后，用肥皂和大量的水认真洗手。

使用免洗洗手液

如果不能立刻洗手，请使用免洗洗手液。双手相互揉搓，使洗手液涂满双手掌和所有手指。然后，让洗手液风干。

之后，尽快用肥皂和水洗手。

发现问题

在您提供急救前，必须对伤病员进行评估，以找到问题所在。

■ 检查确认患者有无反应（图 6）。如果患者没有反应，应检查呼吸情况。

■ 如果伤病员有呼吸而不需立即实施急救，则应查看有无任何明显的创伤征象，例如出血、骨折、烧伤或咬伤。

■ 查看是否有任何医疗信息配饰（图 7）。您可以由此得知伤病员是否存在某种严重的医学状况。

■ 按照"发现问题的步骤"部分所概述的步骤进行检查。

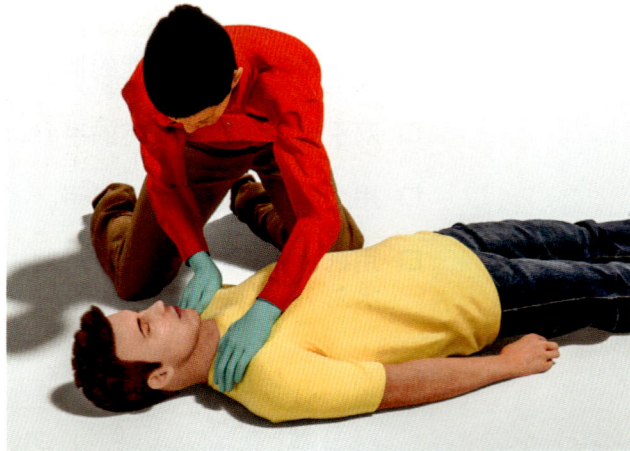

图 6. 检查确认患者有无反应。轻拍并呼喊："您还好吗？"

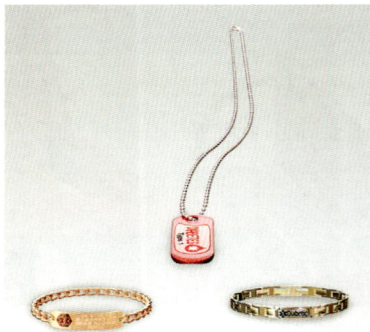

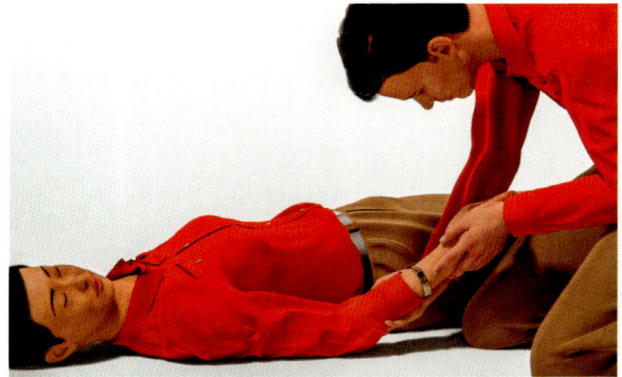

图 7. 查看是否有任何医疗信息配饰。

发现问题的步骤

以下步骤将帮助您找出问题所在。它们按轻重缓急的顺序列出，最重要的步骤最先列出。

发现问题的步骤
☐ 确保现场是安全的。
☐ 检查确认患者是否有反应。靠近患者，轻拍他并大声呼喊，"您还好吗？您没事吧？"

如果患者有反应	如果患者无反应
☐ 询问发生了什么问题。	☐ 大声呼喊求助并拨打 120。 • 拨打或派人拨打 120 并取得急救箱和自动体外除颤器。 • 如果您是独自一人且带有手机，请将手机置于免提模式并拨打 120。离开患者并自己取来急救箱和自动体外除颤器。

（续）

如果患者有反应	如果患者无反应
☐ 如果患者仅有挪动、呻吟或叹息，请大声呼喊求助。拨打或派人拨打 120 并取来急救箱和自动体外除颤器。	☐ 检查呼吸。 • 如果患者呼吸正常，请守在他身边，直到高级救护人员到来。检查患者是否受伤以及是否存在医疗信息配饰。 • 如果患者呼吸不正常或者仅有濒死叹息样呼吸，请开始心肺复苏并使用自动体外除颤器。请参阅本手册的"心肺复苏和自动体外除颤器"部分。
☐ 检查呼吸。 • 如果伤病员有呼吸而不需立即实施急救，则应查看有无任何明显的创伤征象，例如出血、骨折、烧伤或咬伤。 • 查看是否有任何医疗信息配饰。您可以由此得知伤病员是否存在某种严重的医学状况。	☐ 守在患者身边，直到高级救护人员到来。

移动伤病员时要小心

在提供急救时，您可能会问有疑问，"我应该移动伤病员吗？"

答案通常是否定的。这一点在您怀疑患者可能发生骨盆或脊柱受伤时尤其重要。

但有时需要移动患者，例如当发生以下情况时：

■ 如果所在区域对您或伤病员存在危险，则应将其移至安全处。

■ 如果患者无反应且呼吸正常，可让其翻身侧卧。通过翻身侧卧，有助于在患者发生呕吐时保持气道开放。

移动患者的方法之一是抓住患者的衣服并拖动患者（图 8）。将手放在患者肩部，抓住患者的衣服将其拉至安全处。

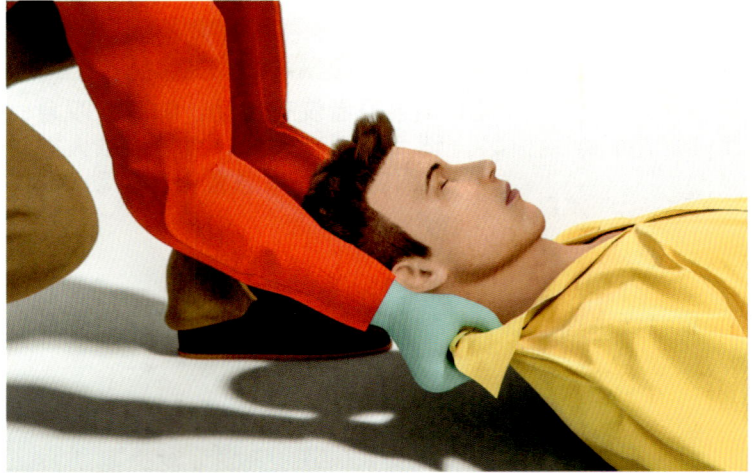

图 8. 抓住肩部拖动是移动伤病人员的方法之一。

保护患者隐私

作为急救员，您可能会了解到受助人的隐私，例如他们的医学状况等。请将有关伤病员的所有信息提供给急救医疗服务人员。如果您在自己的工作场所，还应将这些信息提供给您公司的应急方案负责人。您可能需要为公司填写一份报告。

如果急症发生在您的工作场所，您不能与其他同事分享这些信息。对患者的隐私应该保密。

急救基础：复习题	
问题	**您的笔记**
1. 在您提供急救时，您应该	
a. 穿戴个人防护设备 (PPE)	
b. 如果患者是您不认识的人，才需穿戴 PPE	
c. 只要洗手，就不用担心是否穿戴 PPE 的问题	
d. 用布手套保护您的双手	
2. 在您打电话求助时，应一直保持与调度员通话，直到	
a. 接受过更高级培训的人员到来	
b. 调度员告诉您可以挂断电话	

(续)

（续）

问题	您的笔记

3. 在您的工作场所提供急救时，您
 	
    a. 可以根据自己的意愿与任何人谈论所发生的事件
 	
    b. 不能与同事谈论任何信息；您必须对隐私保密
 	
    c. 可告知记者所发生的事件
 	
    d. 只能与您最熟悉的同事谈论所发生的事件	

4. 您应至少洗手
 	
    a. 10 秒钟
 	
    b. 15 秒钟
 	
    c. 20 秒钟
 	
    d. 3 分钟	

5. 在评估现场时，您应考虑以下哪一项（*在所有合适的选项上画圈*）：
 	
    a. 对您自己和他人存在的危险
 	
    b. 受伤或患病人数
 	
    c. 事件发生地址
 	
    d. 最近的电话位置	

6. 您应该更换急救箱中用过的任何物品。 正确 错误	

答案： 1.a，2.b，3.b，4.c，5. 全部，6. 正确

第 2 部分：内科急症

某些状况会威胁生命。快速行动可帮助患者保全生命。

从最基本的来讲，人们需要呼吸并保持血液在体内流动。掌握了一些急救知识的急救员通常可以帮助人们维持这些功能。

在这一部分，我们将学习针对内科急症的急救措施，其中包括呼吸问题、严重窒息、心脏病发作和脑卒中。

当您观察到任何一项上述急症表现出的征象时，您在最初几分钟内采取的措施都可能帮助挽救生命！

涵盖的主题

本部分涵盖的主题包括

- 呼吸问题
- 窒息
- 过敏反应
- 心脏病发作
- 晕厥
- 糖尿病和低血糖
- 脑卒中
- 抽搐

在您阅读和学习这一部分的内容时，请特别注意要求您在本课程中展示的此项技能：

- 使用肾上腺素注射笔

呼吸问题

有些人可能会发生轻微或严重通气障碍。有心脏病发作、脑卒中或身体受过某些伤害的人也可能出现呼吸问题。

哮喘

哮喘属于通气障碍疾病。有哮喘发作的人会出现呼吸困难。

呼吸问题的征象

通过观察某人是否出现以下征象，可判断其是否有呼吸困难

- 呼吸非常快速或非常缓慢
- 每次呼吸都有困难
- 呼吸杂音——空气进入或离开肺部时，可以听到声响或哮鸣音。
- 在两次呼吸之间只能发出声响或一次只能说几个字，虽然患者尝试多说，但总是力不从心。

有涉及呼吸问题的医学状况的人，例如哮喘患者，通常了解上述状况并且知道该如何处理。他会经常携带吸入式药物，这类药物可在使用后几分钟内帮助他顺畅呼吸。

有时，哮喘患者可能会感到呼吸非常困难，这时需要有人帮助他使用吸入器。因此，您应该能随时准备好组装吸入器并帮助他使用。

组装和使用吸入器

吸入器由 2 个部件组成：药罐和吸嘴。您也可以安装一个储气罐，这有助于有呼吸问题的患者能更轻松地吸入药物（图 9）。

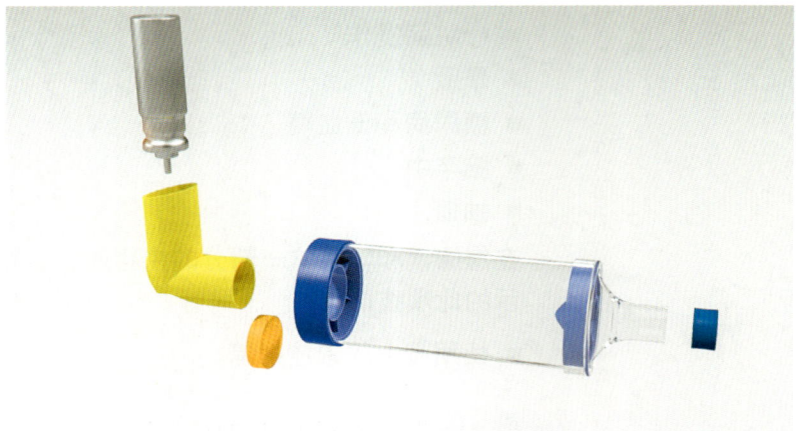

图 **9.** 吸入器的部件包括药罐、吸嘴和储气罐。

组装和使用吸入器的步骤

按照以下步骤组装和使用吸入器:

组装和使用吸入器的步骤

要组装吸入器:

- □ 首先，摇晃药物。
- □ 将药罐放入吸嘴。
- □ 取下吸嘴的盖子。
- □ 如果有储气罐并且您知道如何安装，请装好储气罐。

为帮助患者使用吸入器，请让他执行以下步骤:

- □ 将头部后仰，然后缓慢呼气。
- □ 将吸入器或储气罐放入他的口中（图 10）。
- □ 向下按压药罐。
- □ 非常深而慢地呼吸。
- □ 屏住呼吸大约 10 秒。
- □ 然后，缓慢呼气。

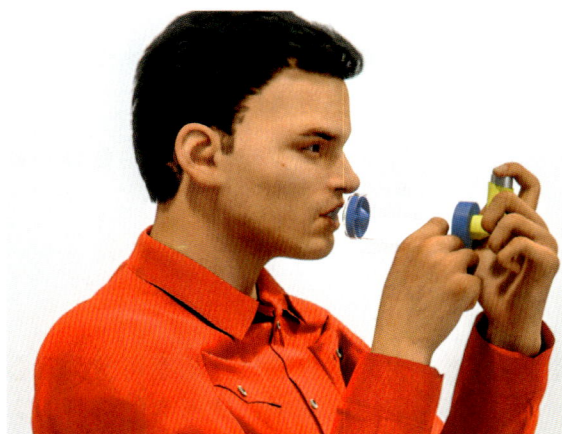

图 10. 使用装有储气罐的吸入器。

为有呼吸问题的人提供帮助的步骤

如果某人有呼吸问题，请按照以下急救措施的步骤帮助他:

为有呼吸问题的人提供帮助的步骤

- □ 确保现场是安全的。

- □ 询问他是否需要帮助。如果他需要帮助，问他是否有药。

- □ 如果他带了药，请帮他拿药。然后，组装吸入器并帮他使用。

（续）

(续)

为有呼吸问题的人提供帮助的步骤

☐ 下列情况下，请拨打 120
- 患者没有带药
- 患者在使用药物后未见好转
- 患者的呼吸状况变得更糟糕
- 患者出现言语困难
- 患者失去反应

☐ 守在患者身边，直到接受过更高级培训的人员到来接手。

成人、儿童及婴儿窒息

学习内容　在这一部分，您将学习如何评估某人是否出现气道轻微或严重阻塞，以及如何采取措施施救。

概述　窒息是指食物或其他物体卡在咽喉部位气道处的状况。物体可阻塞气道，从而阻止空气进入肺部。

在成人中，窒息通常由食物阻塞导致。在儿童中，窒息可由食物或其他物体阻塞导致。

轻微或严重气道阻塞

评估窒息并采取措施　引起窒息的气道阻塞可分为轻微或严重。如果气道阻塞严重，应快速采取措施。取出阻塞物，使患者能够呼吸。

下面介绍了如何评估某人是否出现轻微或严重气道阻塞的方法以及您应该采取的措施：

	如果某人	那么，应采取的措施是
轻微气道阻塞	• 可以说话或发出声音 • 可以大声咳嗽	• 站在旁边，让患者咳嗽。 • 如果您担心患者的呼吸，请拨打120。
严重气道阻塞	• 无法呼吸、说话或发出声音，或者 • 不能咳出声或 • 有窒息征象	• 应快速采取措施。 • 按照帮助发生严重气道阻塞的成人、儿童或婴儿的方法操作。

窒息征象

如果某人发生了窒息，他可能会有窒息征象，即用一只手或双手抓住脖子（图 11）。

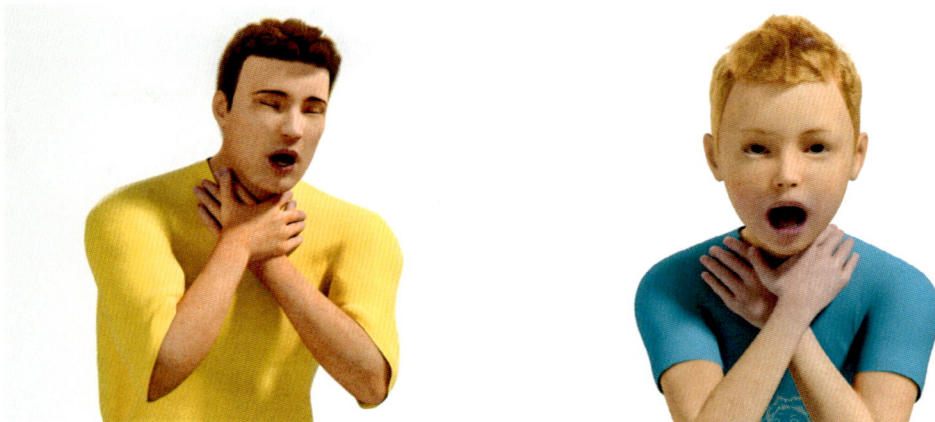

图 11. 窒息征象：用一只手或双手抓住脖子。

如何帮助发生严重气道阻塞的成人、儿童或婴儿

当成人或儿童发生严重气道阻塞时，请快速冲击肚脐略靠上的位置。此类冲击又叫做*腹部冲击*或*海姆利克急救法*。就像咳嗽一样，每一次快速冲击都会将肺部的空气挤压出来。这有助于移动或清除气道阻塞物。

因发生窒息而接受了腹部冲击的所有患者均应尽快就医。

如何帮助气道严重阻塞的窒息成人或儿童

按照以下步骤帮助出现气道严重阻塞的窒息成人或儿童：

如何帮助气道严重阻塞的窒息成人或儿童
☐ 如果您认为某人发生了窒息，应询问，"您发生窒息了吗？我能帮您吗？"
☐ 如果患者点头同意，请告诉他，您将要帮助他。
☐ 请稳定站立或跪立于窒息者身后（具体取决于您和窒息者的体型）。用双臂环抱住窒息者的腰部，这样您的双手在握拳时便放在此人身体前部。
☐ 一手握拳。
☐ 将拳头的拇指侧放在肚脐略靠上，胸骨正下方位置。
☐ 另一只手抓住这只握拳的手，向身体上部快速冲击腹部（图 12）。
☐ 持续快速冲击，直至阻塞物被清除并且患者能够呼吸、咳嗽或说话，或者直到他失去反应。

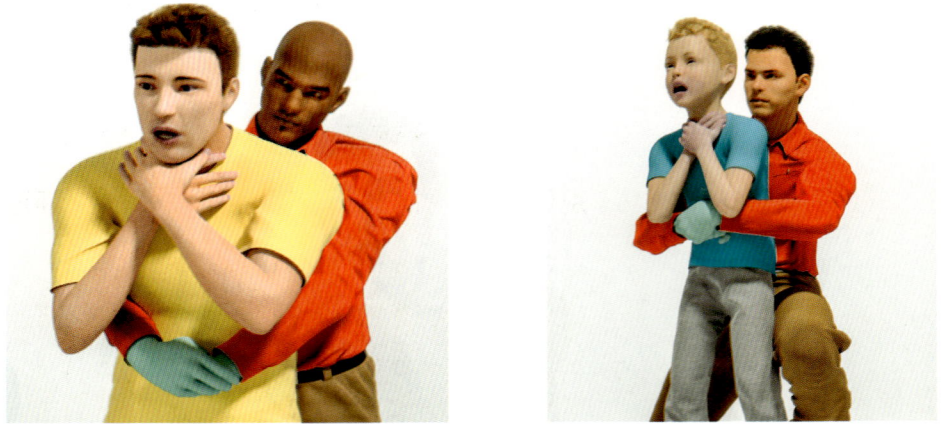

图 12. 给予腹部冲击（海姆利克急救法）。

如何帮助发生窒息且气道严重阻塞的孕妇、体型较大的成人或儿童

如果发生气道严重阻塞的患者是孕妇或者患者的体型非常大，应给予胸部冲击，而不是腹部冲击。

按照以下步骤帮助发生窒息且气道严重阻塞的孕妇、体型较大的成人或儿童：

如何帮助发生窒息且气道严重阻塞的孕妇、体型较大的成人或儿童
☐ 如果您无法将双臂完全环抱住患者腰部，则应给予胸部冲击，而不是腹部冲击。
☐ 将双臂放在患者腋下，并将双手放在胸骨下半部。
☐ 这时应转而直接实施胸部冲击（图 13）。

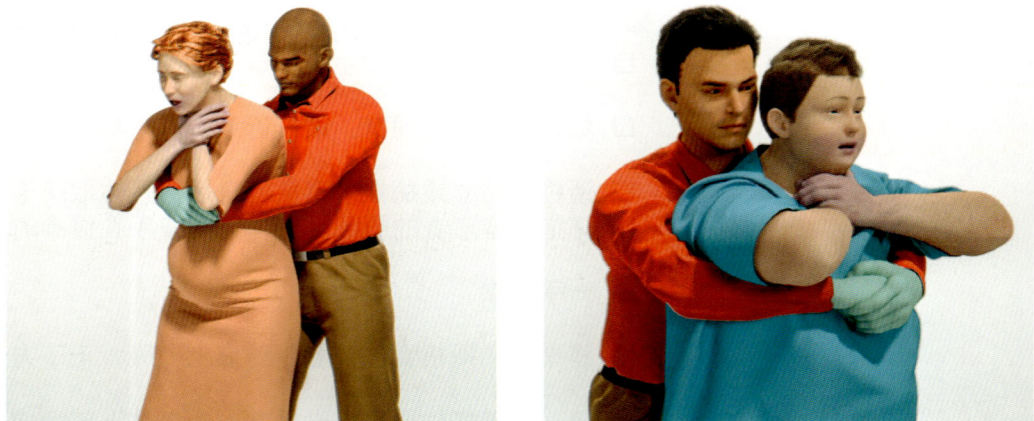

图 13. 对发生窒息的孕妇、体型较大的成人或儿童给予胸部冲击。

如何帮助发生窒息且气道严重阻塞的婴儿

当婴儿气道严重阻塞时，应通过背部拍击和胸部冲击的方式帮助清除阻塞物。对于发生窒息的婴儿，应仅给予背部拍击和胸部冲击。对婴儿腹部进行冲击可能造成创伤。

按照以下步骤帮助发生气道严重阻塞的婴儿：

如何帮助发生窒息且气道严重阻塞的婴儿
☐ 将婴儿面朝下放在您的前臂。用您的手托住婴儿的头部和下颌。
☐ 用另一只手的掌根，在婴儿两侧肩胛骨之间进行最多 5 次背部拍击（图 14A）。
☐ 如果阻塞物在背部拍击 5 次后仍未拍出，应让婴儿仰卧并支撑其头部。
☐ 用另一只手的两根手指进行最多 5 次胸部冲击，冲击位置与您在心肺复苏期间实施胸外按压的位置相同（图 14B）。
☐ 重复进行 5 次背部拍击和 5 次胸部冲击，直至婴儿能够呼吸、咳嗽或啼哭，或者直到他失去反应。

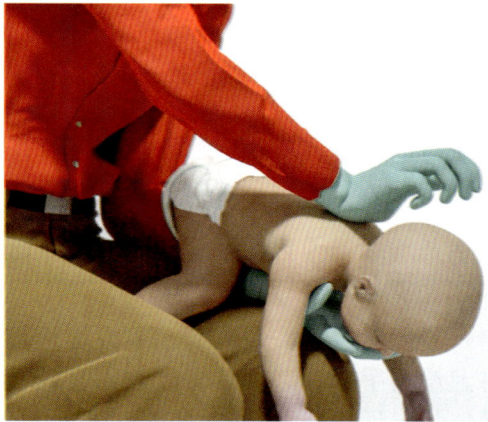
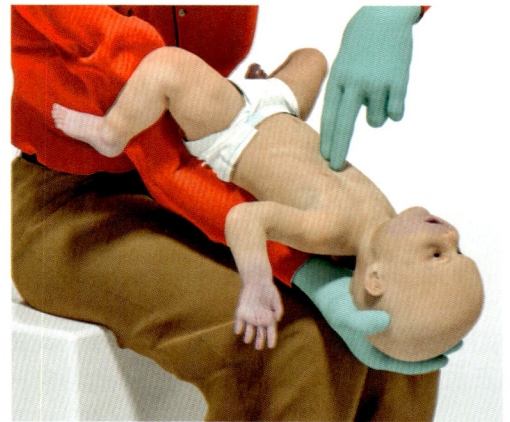

A

B

图 14. 如何帮助发生气道严重阻塞的婴儿。A，背部拍击。B，胸部冲击。

帮助发生窒息且失去反应的成人、儿童或婴儿

如果您无法清除气道阻塞物，患者将失去反应。对于无反应且呼吸不正常或者仅有濒死叹息样呼吸的患者，应给予心肺复苏。对于气道严重阻塞且失去反应的患者，同时给予胸外按压和人工呼吸非常重要。

在本手册的"心肺复苏和自动体外除颤器"部分，您将学习如何提供心肺复苏和使用自动体外除颤器。

请记住	无反应 + 无呼吸或仅有濒死叹息样呼吸	= 提供心肺复苏

如何帮助发生窒息且失去反应的成人

按照以下步骤帮助气道严重阻塞且失去反应的成人：

如何帮助发生窒息且失去反应的成人
☐ 呼喊求助。
☐ 拨打或另派人拨打 120 并取得自动体外除颤器。将电话置于免提模式，以便您与调度员通话。
☐ 实施心肺复苏，从胸外按压开始。
☐ 在实施每组 30 次胸外按压后，开放气道并给予 2 次人工呼吸。
☐ 检查患者口腔。如果您看到口中有异物，应清除异物。
☐ 给予 2 次人工呼吸，然后重复进行 30 次胸外按压。
☐ 继续心肺复苏，直至 • 患者开始挪动身体、说话、眨眼或者作出其他反应 • 接受过更高级培训的人员到来接手

请记住	每次开启气道进行通气时，应观察咽喉后面是否有异物。如果您看到口中有异物，应清除异物。 *请不要盲目用手指清除。因为这可能导致异物滞留于气道更深部位。*

如何帮助发生窒息且失去反应的儿童或婴儿

对于发生气道严重阻塞且失去反应的儿童或婴儿，需立即给予心肺复苏。如果您是独自一人并且没有手机，必须首先以 30:2 的比例实施胸外按压和人工呼吸。然后离开患儿，找电话拨打 120 并取得自动体外除颤器（如果有的话）。

按照以下步骤帮助发生气道严重阻塞且失去反应的儿童或婴儿：

如何帮助发生窒息且失去反应的儿童或婴儿
☐ 呼喊求助。确保儿童或婴儿仰卧在坚固、平坦表面上。
☐ 开始心肺复苏，拨打 120 并取得自动体外除颤器。

如果有人过来帮忙并且有手机可以使用
• 在您开始实施心肺复苏时，让此人用手机拨打 120，并将手机置于免提模式，再去取来自动体外除颤器。

（续）

（续）

如何帮助发生窒息且失去反应的儿童或婴儿

如果有人过来帮忙并且没有手机可以使用

- 在您开始实施心肺复苏时，请让此人拨打 120 并取得自动体外除颤器。

如果您是独自一人并且有手机，或者附近有电话

- 在您开始实施心肺复苏时，请拨打 120，并将电话置于免提模式。
- 以 30:2 的比例实施 5 组胸外按压和人工呼吸。
- 取来自动体外除颤器。*
- 回到患儿身边，继续实施心肺复苏。

如果您是独自一人，并且没有手机

- 以 30:2 的比例实施 5 组胸外按压和人工呼吸。
- 拨打 120 并取得自动体外除颤器。*
- 回到患儿身边，继续实施心肺复苏。

*如果是体型较小的儿童或婴儿并且未受伤，而您是独自一人，在以 30:2 的比例实施 5 组胸外按压和人工呼吸后，可抱着婴儿找电话拨打 120 并取得自动体外除颤器。

☐ 提供心肺复苏。
- 以 30:2 的比例实施多组胸外按压和人工呼吸。
- 在实施每组 30 次胸外按压后，开放气道并给予 2 次人工呼吸。
- 检查患者口腔（图 15）。如果您看到口中有异物，应清除异物。
- 给予 2 次人工呼吸。

☐ 继续实施心肺复苏，并在完成每组胸外按压后检查口腔，直至
- 患儿开始挪动身体、啼哭、说话、眨眼或者作出其他反应
- 接受过更高级培训的人员到来接手

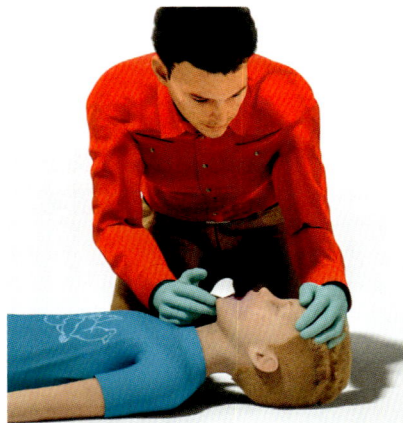

图 **15.** 检查口中是否有异物。

过敏反应

过敏反应非常常见。严重过敏反应可迅速进展为急症。

一些可引起严重过敏反应的物质包括

- 鸡蛋
- 花生
- 巧克力
- 某些药物
- 昆虫叮咬和蜇伤，尤其是蜜蜂蜇伤

轻微或严重过敏反应

过敏反应可以是轻微或严重过敏。然而，有些看似轻微的反应可在几分钟内变严重。以下是轻微和严重过敏反应的一些征象：

轻微过敏反应	严重过敏反应
• 鼻塞、打喷嚏、眼周发痒	• 呼吸困难
• 皮肤瘙痒	• 舌面部肿胀
• 皮肤上有突起的红疹（荨麻疹）	• 休克征象

适用于严重过敏反应的肾上腺素注射笔

肾上腺素是可阻止严重过敏反应的药物。这是一种通过处方开具的肾上腺素自动注射装置，又叫做*肾上腺素注射笔*。对于已知有严重过敏反应的人，鼓励随时携带肾上腺素注射笔。

共有 2 种类型的肾上腺素注射笔——弹簧推动式和电子式。儿童和成人使用的款型又有所不同。因此，确保您使用的正是处方开具的装置。

如果患者有肾上腺素注射笔，他一般都知道如何及何时使用。如果您接受过相关培训并且所在州和您的雇主允许，则可帮助患者进行注射。肾上腺素的给药位置在大腿外侧。

如何使用肾上腺素注射笔

严重过敏反应可危及生命。按照以下步骤，帮助出现严重过敏反应的患者使用他携带的肾上腺素注射笔：

☐ 按照笔上的说明操作。以握拳的方式握住笔时，确保不接触笔的任一端，因为针头会从其中一端弹出。您可以隔着衣物或者直接接触皮肤注射。

☐ 取下安全盖（图 16A）。

☐ 对着患者大腿外侧面，用力将笔的注射端压向大约在髋关节与膝盖之间的位置（图 16B）。

☐ 按住注射笔不动，保持 10 秒钟左右。

☐ 垂直拔出注射笔，确保不要用手指触碰已对着患者大腿进行过注射的一端。

☐ 接受注射的患者或注射者应按揉注射部位约 10 秒。

☐ 请记录注射时间。将注射笔交给急救人员进行正确弃置。

☐ 如果患者未见好转或者距高级救护人员到达现场的时间超过 10 分钟，则应拨打 120。考虑再给予一剂药物，如果有的话。

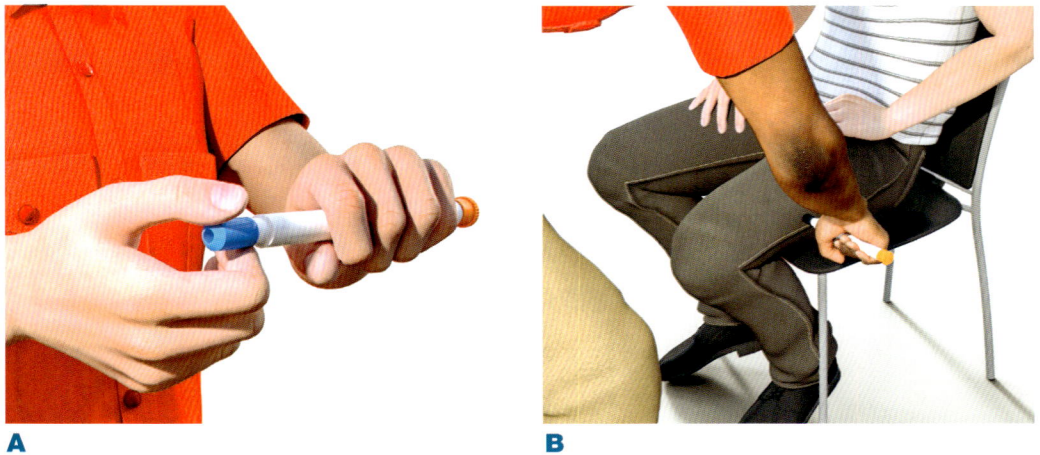

A　　　　　　　　**B**

图 16. 使用肾上腺素注射笔。**A,** 取下安全盖。**B,** 对着患者大腿外侧，用力将笔的注射端压向大约在髋关节与膝盖之间的位置。

正确弃置
肾上腺素注射笔

务必正确弃置针头，确保不扎到任何人。请按照您公司的尖锐物品弃置政策进行弃置。如果您不知道如何弃置，请将针头交给接受过更高级培训的人员处理。

如有可能，请保存引起过敏反应的样本。

心脏病是世界上造成死亡的主要原因。

如果有人出现疑似心脏病发作的征象，不论患者是否愿意，您都必须立即采取措施并拨打当地急救电话，如120。心脏病发作的最初几分钟非常关键。此时患者可能发生病情恶化甚至死亡。另外，针对心脏病发作的许多治疗如能及时给予，便能最成功地获益。

如果某人自述出现胸痛，应确保让她保持平静并休息。最好不要让她自己驾车去医院。守在患者身边，直到接受过更高级培训的人员到来接手。

全为生命

全为教育

心脏病是全世界的第一位死亡原因——每年死亡人数超过 1700 万。这就是 AHA 随着科学的发展持续不断地改变我们的培训教育方案，并且促使每个人意识到如何能够帮助挽救生命的原因。

心脏病发作与心脏骤停之间的区别

人们通常使用术语*心脏骤停*和*心脏病发作*表达相同的意思，但实际上它们的含义并不相同。

- *心脏骤停*属于"心律"问题。当心脏不能正常工作并意外停止跳动时，即会发生这样的问题。
- *心脏病发作*属于"血栓"问题。当血栓阻止血流时，即会发生这样的问题。

心脏骤停

心脏骤停是异常心律导致的结果。这种异常节律导致心脏颤动，所以心脏再也不能将血液泵送到大脑、肺和其他器官。

在几秒钟内，患者失去反应、无呼吸或仅有濒死叹息样呼吸。如果患者没有立即接受紧急救治，则会在几分钟内死亡。

心脏病发作

当流经部分心肌的血液被血栓阻塞时，即会出现心脏病发作。通常，在心脏病发作期间，心脏继续泵血。

有心脏病发作的患者可能出现胸部不适或疼痛。患者的一只或两只手臂、颈部、下颌或肩胛骨之间的后背处可能有不适感。

心脏病发作的患者等候治疗的时间越长，心肌受损的可能性越大。有时，受损的心肌会触发导致心脏骤停的异常心律。

心脏病发作的表现

心脏病发作的典型表现包括：

胸部不适	大多数心脏病发作会在胸部中央引起不适并持续几分钟以上，也有可能反复出现不适感。患者会有不舒服的重压感、挤压感、胀满或疼痛感。
身体其他部位的不适感	不适感也可能出现在上半身的其他部位。症状可包括一只或两只手臂、后背、颈部、下颏或胃部疼痛或不适。
其他表现	心脏病发作的其他表现包括气促（伴或不伴胸部不适），突发时伴有出冷汗、恶心或头晕目眩。

在女性、老年人和糖尿病患者中的症状表现不典型

女性、老年人和糖尿病患者更可能表现出不太典型的心脏病发作症状。这些症状表现包括

- 胸痛、烧心感或消化不良
- 后背、下颏、颈部或肩部有不适感
- 呼吸困难
- 恶心或呕吐

承认身体不适

许多人不愿意承认自己的身体不适是因心脏病发作引起。人们通常会这样说：

- "我这么健康。"
- "我不想麻烦医生。"
- "我不想吓到我爱人。"
- "如果不是心脏病发作，我会觉得自己很傻。"

如果您怀疑某人心脏病发作，请快速采取措施并马上拨打120。即便患者不愿意承认自己有身体不适，也应该毫不犹豫地采取措施。

如何帮助有心脏病发作征象的患者

如果某人有任何可能提示心脏病发作的征象，请按照以下急救措施的步骤操作：

如何帮助有心脏病发作征象的患者
☐ 务必让患者保持平静并休息。拨打或让其他人拨打120。
☐ 叫人取来急救箱和自动体外除颤器，如果有的话。
☐ 如果患者无阿司匹林过敏史、无严重出血，也无脑卒中表现，请让患者咀嚼吞服 1 片成人剂量或 2 片低剂量的阿司匹林。
☐ 如果急救人员不确定是否应当给予阿司匹林或担心用药是否合适，则请勿让患者服用阿司匹林。
☐ 如果患者失去反应，应准备给予心肺复苏。

晕厥

晕厥是指某人短时间停止反应，通常少于1分钟，之后又恢复正常。通常，发生晕厥的人会出现眩晕，然后失去反应。

有些人在下列情况下，可能发生晕厥

- 长时间站立不动，特别是热天
- 有心脏病
- 蹲坐或弯腰后突然站立
- 获知坏消息时

如何帮助可能发生了晕厥的患者

如果某人感觉眩晕但仍有反应，请按照以下急救措施的步骤操作：

如何帮助可能发生了晕厥的患者
☐ 帮助患者平躺在地面上。
☐ 如果患者病情未见好转或者失去反应，请拨打120。
☐ 如果患者失去反应，应给予心肺复苏。

如何帮助发生晕厥并且有反应的患者

如果某人发生晕厥，随后恢复反应，请按照以下急救措施的步骤操作：

如何帮助发生晕厥并且有反应的患者
☐ 让他继续平躺在地上，直到他能坐起并感觉正常。
☐ 如果他之前跌倒过，应找到跌伤部位。
☐ 拨打120。

糖尿病和低血糖

糖尿病是会影响血糖水平的疾病。血糖太高或太低都会引起身体出问题。一些有糖尿病的人会使用维持血糖水平的药物，如胰岛素。

如果糖尿病患者没有进食或发生呕吐，吃的食物不足以维持身体活动水平，或者注射了过多的胰岛素，即会发生低血糖。

糖尿病患者低血糖的征象

如果患者的血糖水平确实太低，其行为可能发生改变。患者很快表现出低血糖的症状。当糖尿病患者出现低血糖时，可能会表现出

- 急躁不安或意识不清
- 饥饿、口渴或身体虚弱
- 困倦
- 多汗

某些情况下，患者甚至有可能出现抽搐。

针对有反应且出现低血糖患者的急救措施

如果患者有反应并表现出低血糖，请按照以下急救措施的步骤操作：

针对有反应且出现低血糖患者的急救措施
如果患者无法坐直或吞咽
☐ 请拨打或叫人拨打120。不要强迫她坐起或进食。
如果患者能坐直和吞咽
☐ 请让她吃些或喝些含糖食物，这可以帮助她快速恢复血糖水平。这些食物包括葡萄糖片剂、橙汁、有嚼劲的软糖、软心豆粒糖、果泥干或全脂牛奶。
☐ 让其静坐或躺下。
☐ 如果患者的病情在 15 分钟内未见好转，请拨打或叫人拨打120.

脑卒中

脑卒中是另一种可能需要您运用急救技能的急症。当血液停止流入大脑的某部位时，会发生脑卒中。此病症可在脑部血管出现阻塞或渗漏时发生。

许多人可在脑卒中发生后几小时内得到治疗，这可以减少损伤并提高恢复几率。因此，快速识别脑卒中征象并及时获得医疗救治非常重要。

脑卒中的警示征象

您可以使用 FAST 方法识别并记忆脑卒中的警示征象。*FAST* 代表面部（Face）、手臂（Arm）、言语（Speech）和时间（Time）。

F	***面部**下垂*：是否有一侧面部下垂或麻木？
A	***手臂**乏力*：是否有一侧手臂乏力或麻木？
S	***言语**困难*：是否言语不清？
T	*拨打 120 的**时间***：如果某人表现出任何上述症状，请立即拨打120。

如何帮助可能发生了脑卒中的患者

如果您认为某人发生了脑卒中，请按照以下急救措施的步骤操作：

如何帮助可能发生了脑卒中的患者

☐ 拨打或叫人拨打 120 并取来急救箱和自动体外除颤器。

☐ 记录患者首次出现脑卒中征象的时间。

☐ 守在患者身边，直到接受过更高级培训的人员到来接手。

☐ 如果患者失去反应，并且呼吸不正常或者仅有濒死叹息样呼吸，应实施心肺复苏。

抽搐

抽搐是患者大脑的异常电活动引起。大多数抽搐可在几分钟内停止，通常由称作癫痫的医学状况导致。抽搐还可能由头部创伤、低血糖、热相关急症、中毒或心脏骤停导致。

抽搐的征象

抽搐的征象可能因人而异。有些抽搐患者可能

- 表现肌肉失控
- 双臂和双腿抽搐性运动，有时也会累及身体其他部位。
- 身体倒地
- 失去反应

但并非所有抽搐的征象都是如此。其他患者可能表现为失去反应及目光呆滞的凝视。

抽搐期间，患者可能会咬自己的舌、面颊或嘴。您可以在抽搐结束后对这些创伤部位采取急救。患者在抽搐后常见反应迟缓、意识不清甚至进入睡眠状态。

警告

适用于抽搐患者的最重要急救措施是保护患者免受创伤。

在应如何帮助抽搐患者的问题上，还存在一些误解。其中的某些做法实际上可能伤害患者，而非救人。关于如何帮助抽搐患者的正确信息，在本手册和课程中进行了讨论。

抽搐期间的患者急救措施

按照以下急救措施的步骤帮助抽搐中的患者：

抽搐期间的患者急救措施
☐ 移开患者身旁的家具或其他物体。
☐ 将一块小垫或毛巾置于患者头部下面。
☐ 拨打 120 并取得急救箱。

抽搐结束后的患者急救措施

按照以下急救措施的步骤帮助抽搐结束后的患者：

抽搐结束后的患者急救措施
☐ 检查确认患者有无反应和呼吸。
☐ 守在患者身边，直到接受过更高级培训的人员到来接手。 　• 如果患者因为呕吐或者口中有液体而出现呼吸困难，请让患者翻身侧卧。 　• 如果患者失去反应，并且呼吸不正常或者仅有濒死叹息样呼吸，应给予心肺复苏。

口腔出血　如果患者咬伤了自己的舌、面颊或嘴并且正在出血，应在抽搐结束后实施急救。请参阅"第 4 部分：创伤急症"中的"口腔出血"。

内科急症：复习题

问题	您的笔记
1. 在对窒息中的成人给予腹部冲击时，您应该 　a. 将您的双手放在靠近咽喉的部位 　b. 将您的双手放在靠近小腹左侧处 　c. 将拳头的大拇指一侧放在肚脐略靠上，胸骨正下方位置。	
2. 严重过敏反应的征象包括呼吸困难、舌面部肿胀，并且患者有可能失去反应。 　　　　　正确　　错误	
3. ＿＿＿＿＿＿＿＿患者通常是清醒的，并且可以说话，但也可能有胸部疼痛或压迫等不适感。 　a. 脑卒中 　b. 抽搐 　c. 心脏病发作	
4. ＿＿＿＿＿＿的警示征象包括面部、手臂或下肢突然麻木或无力，尤其在身体一侧发生。 　a. 晕厥 　b. 脑卒中 　c. 心脏病发作 　d. 抽搐	
5. 如果某低血糖患者有反应，并且可坐直和吞咽，请给她吃或饮用一些含糖的食物或饮料。 　　　　　正确　　错误	

答案：　1. c，2. 正确，3. c，4. b，5. 正确

第 3 部分：创伤急症

在这一部分，我们讨论了您最有可能遇到的创伤。某些情况下，创伤可能看似不紧急，但有些创伤如果不处理的话可能加重。

涵盖的主题

本部分涵盖的主题包括

- 外出血
- 伤口
- 内出血
- 头部、颈部和脊柱创伤
- 骨折和扭伤
- 烧伤和电击伤

在您阅读和学习这一部分的内容时，请特别注意要求您在本课程中展示的技能：

- 通过直接加压和使用绷带来控制出血
- 使用夹板（选修）

外出血

出血可以分为外出血和内出血。如果不控制出血，很快就会危及生命。

当大血管割破或撕裂时，会发生严重出血。发生这种情况时，患者会在几分钟内损失大量血液。

小的伤口或擦伤会引起轻微出血。大多数出血可通过加压止住。让患者保持平静很重要。出血通常看起来比实际情况更严重。

敷料和绷带

许多人对术语*敷料*和*绷带*混淆不清。下面解释了它们的含义以及二者如何配合使用：

- *敷料*是一种直接用在伤口起到止血作用的洁净材料。它可以是纱布或任何其他的洁净布片。
- *绷带*是一种用来保护或包扎受伤身体部位的材料。绷带也可用于帮助保持对伤口施加的压力。

如有必要，您可以用一条绷带将纱布敷料固定在伤口的合适位置（图 17）。

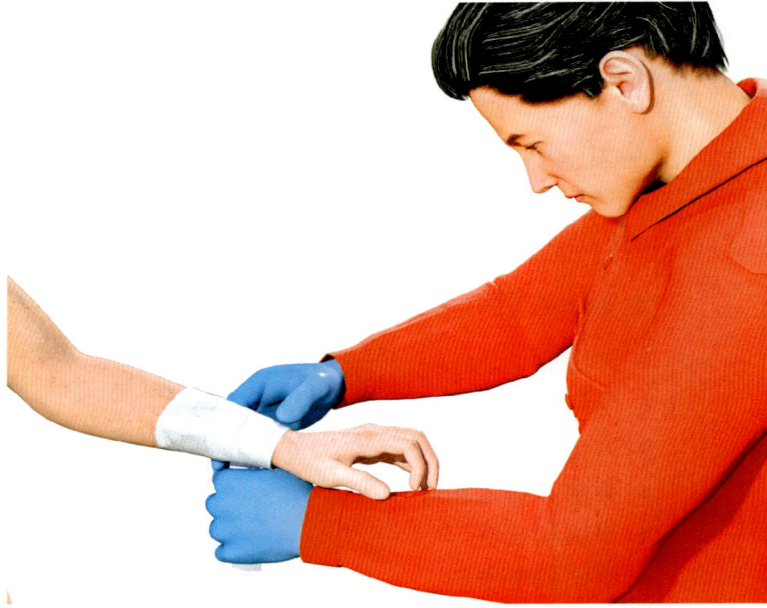

图 **17.**在敷料上绑扎绷带。

出血发生后，何时拨打120

下列情况下，请拨打或叫某人拨打120：

- 发生大出血
- 您无法止血
- 您观察到休克征象
- 您怀疑患者头部、颈部或脊柱创伤
- 您不确定该如何处理

通过直接加压和使用绷带控制出血

控制出血的措施

按照以下急救措施的步骤帮助出血患者：

控制出血的措施
☐ 确保现场是安全的。
☐ 派人取来急救箱。
☐ 穿戴个人防护设备 (PPE)。
☐ 如有可能，在您穿戴个人防护设备 (PPE) 时，让患者自己对伤口直接施压。

（续）

（续）

☐ 使用急救箱中的敷料。在覆盖出血部位的敷料上直接加压。用您手指的平整部位或者手掌进行操作（图 18）。

☐ 如果止不住血，则需要再增加一块敷料并加大冲击力度。敷料一旦放置到位，就不得取下，否则可能会导致伤口出血更严重。持续对伤口加压，直至止住出血。

☐ 一旦出血被止住，或者如果您无法对伤口加压，应该用一条绷带牢牢缠绕敷料，以将其固定到位。

☐ 对于小的伤口，请用肥皂和水清洗受伤部位。然后，在伤口部位放置敷料。

A   **B**   **C**

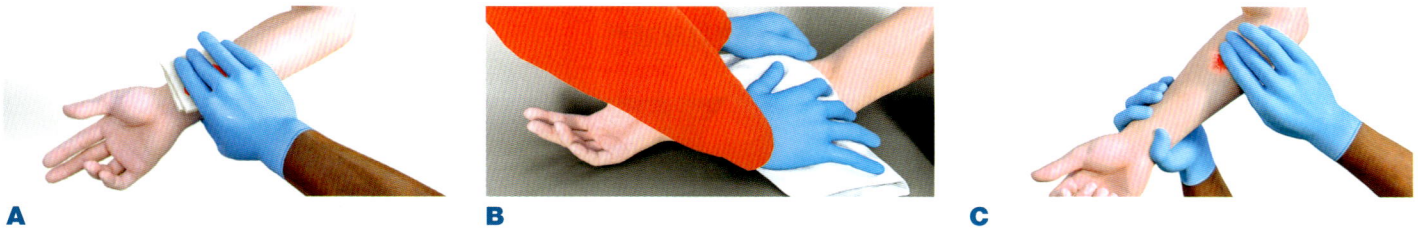

图 18. 控制出血。**A,** 敷料可以是一块或多块纱布。**B,** 也可以是任何其他的清洁布片。**C,** 如果您没有敷料，可用戴手套的手。

使用止血带

如果手臂或腿部严重出血，并且您无法通过直接加压来止血，则可使用止血带。务必拨打 120 并取得自动体外除颤器（如果有的话），因为无法控制的出血可导致更多并发症。

急救箱中应包含预制或制备好的止血带。止血带有一条带子，可缠绕伤员的手臂或腿部，还有一个笔直的棒状物体，叫做绞盘。绞盘用于紧固止血带。如果使用正确，止血带应该能止住出血。

如果您正确使用止血带，在止血的同时会引起疼痛。

一旦止血带放置到位，请记录好时间，之后不再进行任何操作，一直等到接受过更高级培训的人员到来接手。

如何使用预制止血带

按照以下急救措施的步骤，使用您急救箱中的预制止血带（图 19）：

如何使用预制止血带
☐ 确保现场是安全的。
☐ 拨打 120 并取得急救箱（如果您还没有取得）和自动体外除颤器。
☐ 穿戴个人防护设备 (PPE)。
☐ 如果可以的话，将止血带置于创伤部位上方大约 5 厘米的位置。
☐ 勒紧止血带，直到出血止住。
☐ 记录在伤员身体上放置止血带的时间。
☐ 一旦止血带放置到位并且出血止住，就不要再进行任何操作，一直等到接受过更高级培训的人员到来接手。

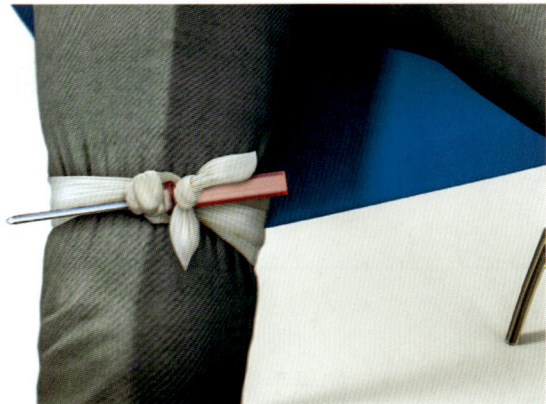

图 19. 扎在腿部的止血带。

制作和使用止血带的方法

如果您没有止血带，可以自己制作一个。按照以下步骤制作和使用止血带：

制作和使用止血带的方法
☐ 确保现场是安全的。
☐ 拨打 120 并取得急救箱（如果您还没有取得）和自动体外除颤器。
☐ 穿戴个人防护设备 (PPE)。
☐ 折叠一块布或绷带，使其呈长方形，宽度不小于 2.5 厘米。

（续）

（续）

制作和使用止血带的方法
☐ 如果可以的话，在创伤部位上方大约 5 厘米的位置绑扎绷带。
☐ 将绷带头端环绕小型手持工具、棍棒或类似物体系紧。
☐ 旋转前述物体以勒紧止血带。
☐ 继续勒紧，直至出血止住。
☐ 固定手持工具或棍棒，使止血带保持紧固。
☐ 记录放置止血带的时间。
☐ 一旦止血带放置到位并且出血止住，就不要再进行任何操作，一直等到接受过更高级培训的人员到来接手。

休克

大量失血可导致休克。除了失血以外，其他类型的急症也会导致休克，如心脏病发作或严重过敏反应。

休克征象

休克患者可能会

- 感觉无力、头晕或目眩
- 感觉恶心或口渴
- 皮肤苍白或呈灰白
- 焦躁不安、易怒或意识不清
- 摸起来湿冷

针对休克患者的急救措施

按照以下急救措施的步骤帮助休克患者（图 20）：

针对休克患者的急救措施
☐ 确保现场是安全的。
☐ 拨打 120 并取得急救箱和自动体外除颤器，如果有的话。
☐ 帮助患者平躺。
☐ 给患者盖上一条毯子保暖。
☐ 检查确认是否需要实施心肺复苏。如果需要，请给予心肺复苏。

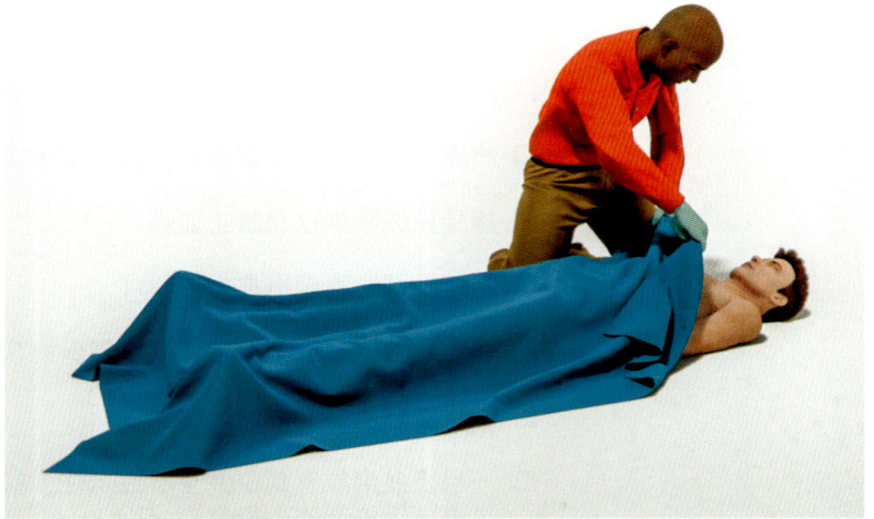

图 20. 休克患者

伤口

伤口是常见急症。伤口是指身体软组织的创伤。伤口可包括从轻微到更严重的不同程度的创伤。

鼻出血

针对鼻出血患者的急救措施

要止住鼻出血，应加压处理。按照以下急救措施的步骤操作：

针对鼻出血患者的急救措施
☐ 确保现场是安全的。
☐ 穿戴个人防护设备 (PPE)。
☐ 让患者坐下且身体前倾。
☐ 用清洁敷料捏住鼻子两侧的柔软部分（图 21）。
☐ 向鼻中隔施加恒定的压力并持续几分钟，直至出血止住。如果仍在出血，应加大按压力度。
☐ 下列情况下，请拨打 120 • 您无法在大约 15 分钟内止血 • 出血很严重，比如有大量的血涌出 • 伤者呼吸困难

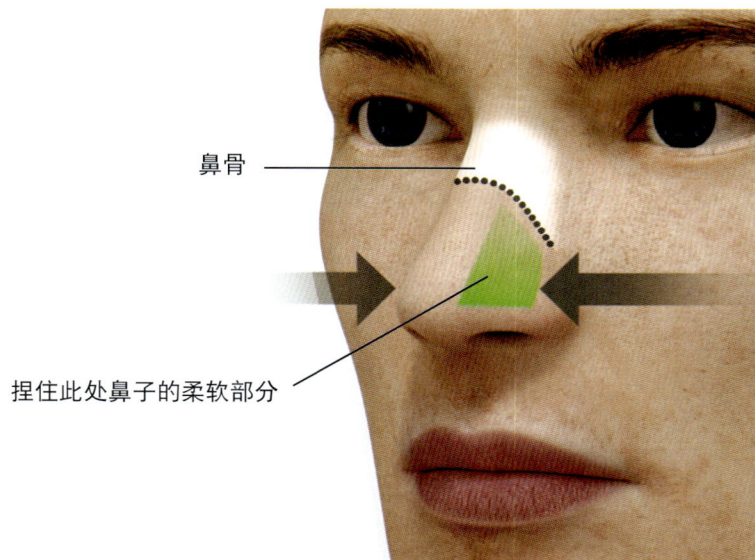

图 **21.** 按压鼻孔两侧的鼻翼。

身体前倾

鼻出血患者应身体前倾（而不是后仰）。身体后仰不利于止血。当患者头部后仰时，您会看到流出的血少一些，这是因为血流向了患者的咽喉部位。吞咽的血液可导致呕吐。

口腔出血

当患者有口腔创伤时，如果血液或碎裂的牙齿阻塞气道，情况会很严重，并且可能引起呼吸问题。

口腔出血通常可通过加压止住。

针对口腔出血患者的急救措施

为口腔出血患者实施急救时，请按照以下步骤处理：

针对口腔出血患者的急救措施
☐ 确保现场是安全的。
☐ 取得急救箱。
☐ 穿戴个人防护设备 (PPE)。
☐ 如果舌、嘴唇或面颊出血并且出血位置容易触及，请使用纱布或干净的布按压（图 22）。
☐ 如果您还未拨打 120 并且出血不止或者患者呼吸困难，请拨打或叫人拨打 120。

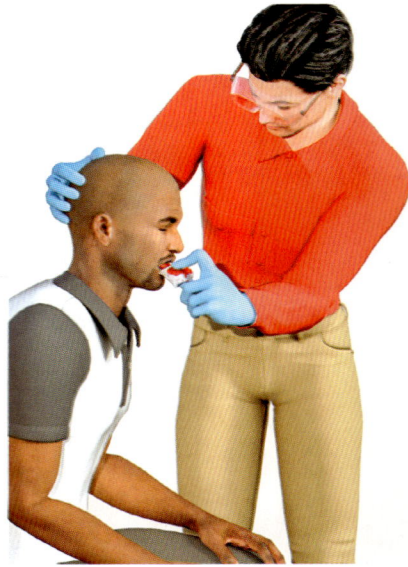

图 **22.** 如果是舌、嘴唇或面颊出血，请用无菌纱布或干净的布按压出血部位。

牙齿损伤

有时，当患者遭遇口腔创伤时，可能出现一颗或多颗牙齿碎裂、松动或脱落的情况。这可能引发窒息危险。

针对牙齿损伤患者的急救措施

按照以下步骤对牙齿损伤的患者实施急救：

针对牙齿损伤患者的急救措施
☐ 确保现场是安全的。
☐ 取得急救箱。
☐ 穿戴个人防护设备 (PPE)。
☐ 检查患者口中是否存在任何脱落或松动的整颗牙齿或牙块。
☐ 如果有牙齿碎裂，应小心清洁损伤部位，并打电话给牙医。
☐ 如果有牙齿松动，应让患者咬住一块纱布，以使牙齿保持在原位，同时给牙医打电话。
☐ 如果整颗牙齿脱落，可能需要牙医重新植入。所以当您拿住牙齿时，应拿住牙冠，也就是牙齿顶部（图 23）。不要拿住牙根。
☐ 用纱布施加压力，以止住空牙槽内的出血。

（续）

（续）

针对牙齿外伤患者的急救措施
☐ 用盐水或纯净水清洗牙齿所在部位。
☐ 将牙齿放入以下任何一种液体：蛋清、椰子水或全脂牛奶。
☐ 如果这些液体都没有，请用伤者的唾液保存牙齿——但不要置于口中。
☐ 然后，立即将伤者及其牙齿送到牙医诊室或急诊科。

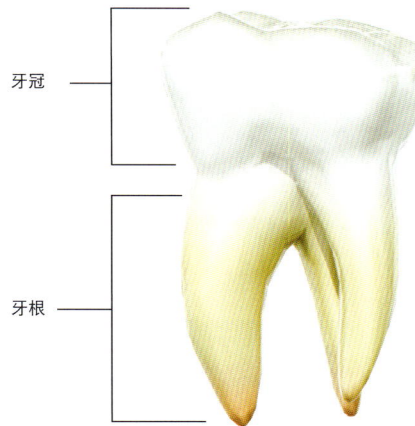

牙冠

牙根

图 23. 拿住牙冠。

眼外伤

眼外伤是非常常见的急症。任何直接冲击，例如眼睛受到拳头猛击或者眼内进入化学物质，都会引发严重问题。如果眼睛受到严重冲击或拳头猛击，请拨打120 并告诉伤员保持双眼闭合。

眼外伤的征象

眼外伤的征象包括

- 疼痛
- 视物困难
- 瘀伤
- 出血
- 红肿

针对眼外伤患者的急救措施

按照以下急救措施的步骤帮助眼外伤患者:

针对眼外伤患者的急救措施

☐ 确保现场是安全的。

☐ 取得急救箱。

☐ 穿戴个人防护设备 (PPE)。

☐ 如果有细小物体,如沙子,进入眼中,请用大量流水冲洗。

☐ 下列情况下,请拨打 120
  • 沙子或异物未能清理出
  • 患者疼痛难耐
  • 患者仍有视物困难

☐ 告诉他保持双眼闭合,直到接受过更高级培训的人员到来接手。

针对中毒引起的眼外伤患者的急救措施

如果有毒化学物质进入某人眼中,请按照以下急救措施的步骤处理:

针对中毒引起的眼外伤患者的急救措施

☐ 确保现场是安全的。

☐ 取得急救箱。

☐ 穿戴个人防护设备 (PPE)。

☐ 如果化学物质进入患者眼中,请用大量的水冲洗(图 24)。至少冲洗 15 分钟,或者直到接受过更高级培训的人员到来接手。
  • *警告:* 如果只有一只眼受累,务必使有化学物质进入的那只眼在冲洗时位于较低位置。尽可能避免将化学物质冲洗进未受累的那只眼。

☐ 如果附近有洗眼站,或者您可以拿到洗眼箱,也可以使用。

☐ 如果两种设施都不可用,请用流水或生理盐水型隐形眼镜清洗液冲洗。

☐ 拨打120。

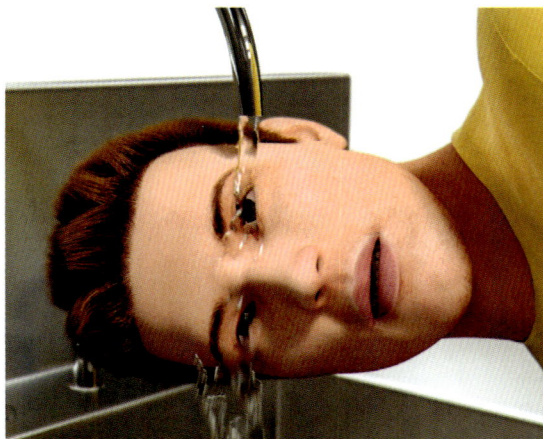

图 24. 帮助患者用流自水龙头或软管中的水清洗眼部，或者使用洗眼站。

穿透和刺穿性创伤

针对穿透和刺穿身体引起的创伤，其处理方法不同于常见出血引起的创伤。

刀、钉或尖锐棍棒等物体可穿透身体或刺穿皮肤，从而在患者身上形成伤口。如果有物体嵌在体内，在医务人员开始处理创伤之前，请不要移动该物体。取出物体可能会引起更严重的出血和损害。

针对穿透或刺穿性创伤的急救措施

按照以下急救措施的步骤处理穿透或刺穿性创伤：

针对穿透或刺穿性创伤的急救措施

☐ 确保现场是安全的。

☐ 自己拨打或派人拨打 120 并取来急救箱和自动体外除颤器。

☐ 穿戴个人防护设备 (PPE)。

☐ 尝试止住肉眼可见的任何出血。如果有物体嵌在体内，切勿尝试取出。

肢体离断

一种看起来非常严重的外出血创伤是创伤性肢体离断。

发生肢体离断是指四肢的任何部位的肢体离断或撕脱。离断的手指或脚趾也有可能重新接好。正因为如此，务必记住首要的急救措施是压迫止血，有时也需要使用止血带来止血，然后就是保护断肢。

针对肢体离断患者的急救措施

为发生肢体离断的患者实施急救时，请按照以下急救措施的步骤处理：

针对肢体离断患者的急救措施
☐ 确保现场是安全的。
☐ 自己拨打或派人拨打 120 并取来急救箱和自动体外除颤器。
☐ 穿戴个人防护设备 (PPE)。
☐ 按压损伤部位以止血。您可能必须非常用力地按压较长时间才能止血。
☐ 如果您发现离断部位，请按照"保护肢体离断部位的急救措施"一节进行处理。

保护肢体离断部位的方法

按照以下急救措施的步骤保护肢体离断部位：

保护肢体离断部位的方法
☐ 确保现场是安全的。
☐ 用干净的水冲洗肢体离断部位（图 25A）。
☐ 用洁净敷料覆盖肢体离断部位。
☐ 将肢体离断部位放入防水塑料袋（图 25B）。
☐ 将塑料袋放入装有冰块或冰水的另一容器中（图 25C）。注明伤员姓名、日期和时间。
☐ 确保该身体部位随伤员一起送入医院。*请记住：不要将离断部位直接置于冰块上，因为极低温度会对其造成创伤。*

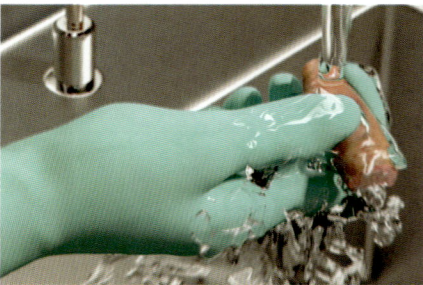

A

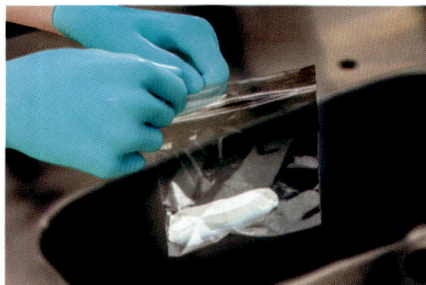

B

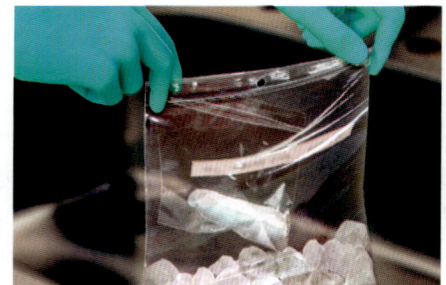

C

图 25. A，如果您能找到离断部位，请用干净的水冲洗。**B，**如果合适的话，请将包裹的离断部位放入防水的塑料袋中。
C，将塑料袋放入另一装有冰块或冰水且注明患者信息的袋中。

内出血

内出血是指身体内部出血。当身体内部出血时，您可能会在皮下看到瘀青，也可能完全看不到任何征象。如果是内出血，您将无法得知出血的严重程度。

内出血的征象

如果患者有以下征象，则应怀疑内出血

- 车祸受伤，例如，被汽车碰撞或从高处跌落
- 胸腹创伤（包括瘀青，如安全带导致的勒痕）
- 运动创伤，例如猛烈撞向其他人或者被球撞击
- 受伤后胸部或腹部疼痛
- 受伤后气促
- 受伤后咳血或吐血
- 出现休克征象但无外出血
- 刀伤或枪伤

帮助疑似内出血患者的措施

如果您怀疑患者内出血，请按照以下急救措施的步骤处理：

帮助疑似内出血患者的措施
☐ 确保现场是安全的。
☐ 自己拨打或派人拨打 120 并取来急救箱和自动体外除颤器。
☐ 穿戴个人防护设备 (PPE)。
☐ 让伤员躺下并保持不动。
☐ 检查有无休克征象。
☐ 必要时给予心肺复苏。

头部、颈部和脊柱创伤

对于任何类型的头部、颈部或脊柱创伤，移动伤者时应特别小心。

如果患者发生以下情况，则应怀疑发生头部、颈部或脊柱创伤

- 从高处跌落
- 因头部受到猛击而受伤
- 开车时受伤
- 在车祸中受到累及
- 骑自行车或摩托车时发生碰撞，特别是没有佩戴头盔或头盔在碰撞中损坏。

头部创伤的征象

如果伤者发生以下状况，则应怀疑发生头部创伤

- 没有反应或仅发出呻吟
- 表现出困倦或意识不清
- 呕吐
- 视力改变，行走困难或无法移动身体某一部位
- 出现抽搐

如果某人发生头部创伤并导致意识改变、症状或体征恶化或者存在其他让人担忧的问题，应尽快让医务人员或急救医疗服务人员对其进行评估。如果患者失去反应，应拨打120。

有这些征象的患者不得运动、驾车、骑自行车或操作重型机械，除非医务人员确认可以从事这些活动。

脑震荡

脑震荡是一种头部创伤。脑震荡通常因跌倒、机动车事故和运动中受伤引起。当头部或身体受到重击导致脑组织在颅内移位时，即可能发生脑震荡。

脑震荡可能表现的征象包括

- 感觉呆愣或茫然
- 意识不清
- 头痛
- 恶心或呕吐
- 头晕、行动不稳或平衡困难
- 视物复视或眼冒金星
- 对创伤前后发生的事件失去记忆

脊柱创伤

如果某人跌倒，有可能发生脊柱创伤。脊柱的作用是保护脊髓。

如果伤者发生下列情况，应怀疑有可能脊柱受损

- 与汽车或自行车发生碰撞
- 跌倒
- 有麻刺感或肢体疲软
- 颈部或背部有疼痛感或压痛
- 显示出醉态或不完全警醒
- 年龄在 65 岁或以上
- 有其他疼痛性创伤，特别是头颈创伤

警告

当患者有脊柱创伤时，除非符合以下条件，*否则不要扭转头颈*：

- 为了实施心肺复苏而将患者摆放至仰卧位
- 将伤者移出危险区域
- 因呼吸问题、呕吐或口中有液体而重新摆放患者体位

针对可能有头部、颈部或脊柱创伤患者的急救措施

在对可能有头部、颈部或脊柱创伤的患者实施急救时，请按照以下急救措施的步骤处理：

针对可能有头部、颈部或脊柱创伤患者的急救措施

☐ 确保现场是安全的。

☐ 自己拨打或派人拨打 120 并取来急救箱和自动体外除颤器。

☐ 尽量让患者保持不动。等接受过更高级培训的人到来接手。

☐ 除非有绝对必要，否则不要扭转患者的头颈。

对于这一类创伤，您可能需要控制外出血。这就是为什么获取急救箱非常重要。当患者病情恶化时，取得自动体外除颤器也很重要，您需要在接受过更高级培训的人员到来接手之前实施心肺复苏。

骨、关节和肌肉创伤很常见。但如果不使用 X 线检查，可能无法得知发生骨折还是扭伤。但不论是哪一种情况，您都可以采取相同的急救措施。

针对可能发生了骨折或扭伤患者采取的急救措施

对于可能发生了骨折或扭伤的患者，请按照以下急救措施的步骤处理：

针对可能发生了骨折或扭伤患者采取的急救措施

☐ 确保现场是安全的。

☐ 取得急救箱。

☐ 穿戴个人防护设备 (PPE)。

☐ 用洁净敷料覆盖任何开放性伤口。

☐ 在受伤的身体部位放一块毛巾。然后，在覆盖损伤部位的毛巾上方放一个装有冰水的袋子（图 26）。使冰袋保持在位最多 20 分钟。

☐ 下列情况下，请拨打120
  • 存在大的开放性伤口
  • 创伤的身体部位异常弯曲
  • 您不确定该如何处理

☐ 如果创伤的身体部位疼痛，在医务人员进行检查前，患者应避免使用受伤部位。

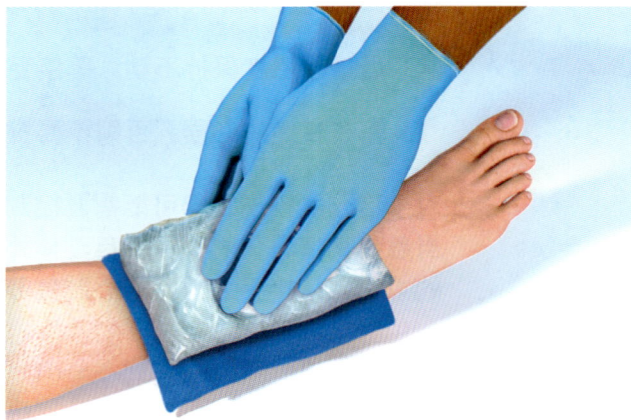

图 26. 在损伤部位放置一个装有冰水的塑料袋，并在皮肤与塑料袋之间垫一块毛巾。

夹板固定

夹板可使创伤的身体部位固定不动。如果有断骨穿过皮肤或发生弯折，不得将其拉直。在接受过更高级培训的人员到来接手之前，需要保护创伤部位。

警告

如果创伤部位正在出血，应通过直接加压来止血。在固定夹板之前，在伤口部位放置敷料。

在固定夹板时，让发生弯曲或变形的身体部位保持在弯曲变形部位。如果断骨穿透皮肤，请用洁净敷料覆盖伤口，并根据需要使用夹板。

固定夹板的步骤

按照以下急救措施的步骤固定夹板：

固定夹板的步骤
☐ 确保现场是安全的。
☐ 取得急救箱。
☐ 穿戴个人防护设备 (PPE)。
☐ 找到一个可用于固定受伤手臂或腿部的物品。
☐ 卷起的毛巾、杂志和木块可用作夹板。夹板固定时，应注意减少疼痛并尽量避免进一步创伤。夹板长度应大于损伤部位的长度，并能支撑损伤部位以上和以下的关节（图 27）。
☐ 用一块干净或无菌的布覆盖任何破损皮肤后，将夹板绑在受伤肢体上或用胶布固定，使其支撑创伤部位。
☐ 用胶布、纱布或一般的布料固定。固定时应紧密贴合，但不得阻断血液循环。
☐ 如果您使用的是硬质夹板，如木质夹板，务必垫上衣服或毛巾等柔软物。
☐ 在医务人员接手伤员之前，请让伤员保持肢体不动。

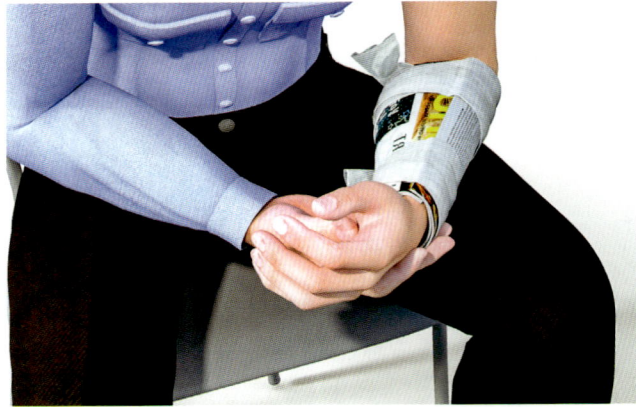

图 27. 用硬质材料如卷起的杂志，作为夹板固定创伤的身体部位。

用自己的身体充当手臂夹板的措施

如果您没有任何材料用作夹板，可让患者用他的另一只手臂支撑受伤手臂，使其保持原位。按照以下步骤，用自己的身体充当手臂夹板：

用自己的身体充当手臂夹板的措施
☐ 要伤者将他受伤的一只手放在自己的胸前，然后用另一只手臂支撑这只手，使其保持不动。

烧伤和电击伤

烧伤

烧伤是因接触热、电或化学物质引起的创伤。具体而言，热烧伤是在患者接触热表面、热液体、蒸汽或火焰时引起的。

除了冷水和洁净敷料，您不应在烧伤部位用任何东西，绝不能用冰。事实上，冰块会损坏烧伤区域。请遵照医务人员提供的任何其他指示。

处理小面积烧伤的急救措施

按照以下急救措施的步骤处理小面积烧伤：

处理小面积烧伤的急救措施
☐ 确保现场是安全的。
☐ 取得急救箱。
☐ 穿戴个人防护设备 (PPE)。
☐ 立即用冷水给烧伤区域降温至少 10 分钟，不要用冰水（图 28）。

（续）

（续）

处理小面积烧伤的急救措施
☐ 如果没有冷水，可用凉的或冷的但未结冰的洁净敷料。
☐ 用冷水冲洗烧伤区域，直至无疼痛感。
☐ 您也可以用一块干燥、非粘性的无菌或洁净敷料覆盖烧伤区域。

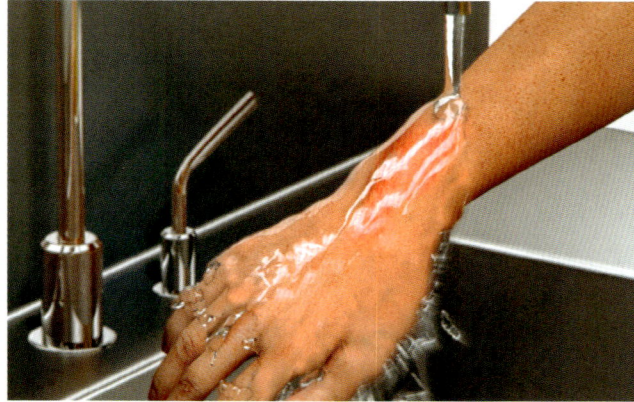

图 28. 可能的情况下，将烧伤区域一直置于流动的冷水下冲洗。

处理大面积烧伤的急救措施

按照以下急救措施的步骤处理大面积烧伤：

处理大面积烧伤的急救措施
☐ 确保现场是安全的。
☐ 如果发生火灾，烧伤面积非常大，或者您不确定该如何处理，请拨打120。
☐ 如果患者身上或衣服着火，应将火扑灭。让患者停下、躺下并翻滚。然后，用一块湿的毯子盖住患者。
☐ 火扑灭后，立即拿掉湿的毯子。小心去除未与皮肤粘连的首饰和衣物。
☐ 对于大面积烧伤，应立即用冷水给烧伤区域降温至少 10 分钟。
☐ 给烧伤部位降温后，请用干燥、非粘性的无菌或洁净敷料进行覆盖。
☐ 然后，用一块干的毯子包裹患者。

（续）

（续）

处理大面积烧伤的急救措施
☐ 检查有无休克征象。
☐ 大面积烧伤患者应尽快就医。
☐ 医务人员可确定是否需要采取其他治疗。

电击伤

电击伤可导致体内外烧伤并伤及器官。您可以看见电流进出身体之处形成的斑痕或伤口。这种创伤可以很严重，但无法根据表面伤痕判断严重程度。电流可导致呼吸停止或引发致命的异常心律和心脏骤停。

如果电击伤由高压电造成，比如电缆脱落，应立即通知主管机构并拨打 120。在电源被关闭前，不要进入事发区域或尝试移动电缆。

警告

电流可从电源流经伤者并传入您的身体。因此，如果伤者仍与电源接触，切勿接触伤者。最好关闭电源，但只有接受过相关培训的人才能尝试。关闭电源后，您便可以接触伤员。

处理电击伤的急救措施

按照以下急救措施的步骤，帮助电击伤患者：

处理电击伤的急救措施
☐ 确保现场是安全的。
☐ 取得急救箱和自动体外除颤器。
☐ 穿戴个人防护设备 (PPE)。
☐ 拨打120。
☐ 当可以安全接触伤者时，请根据需要给予心肺复苏。
☐ 医务人员应尽快对发生电击伤的患者进行检查。

问题	您的笔记
1. 要帮助止住肉眼可见的出血，请在覆盖出血部位的敷料或绷带上施加稳定的压力。 　　　　　正确　　错误	
2. *在正确答案前画 X。* 鼻出血患者的身体应该 ＿＿＿ 前倾。 ＿＿＿ 后仰。	
3. *在正确答案前画 X。* 如果有大的棍棒或刀插入某人身体，您应 ＿＿＿ 尽快取出。 ＿＿＿ 不要动它并求助。	
4. 如果某人跌倒并在之后表现出困倦、意识模糊、呕吐或主诉头痛，说明此人可能发生了头部创伤。 　　　　　正确　　错误	
5. 如果某人扭伤脚踝，可在损伤部位敷用加热垫或暖袋至少 20 分钟，以帮助减少肿胀。 　　　　　正确　　错误	
6. 要对手臂上的小面积烧伤实施急救处理，可用以下方法对烧伤部位降温 a. 用温水。 b. 直接在皮肤上用冰。 c. 用冷水，但不是冰冷的水。	

答案：1. 正确，2. 前倾，3. 不要动它，4. 正确，5. 错误，6. c

第 4 部分：环境相关急症

学习内容

本部分涵盖的主题包括

- 叮咬和蜇伤
- 高温相关急症
- 低温相关急症
- 中毒急症

叮咬和蜇伤

动物和人咬伤

当被动物咬破皮肤时，伤口可能会出血和感染。

我们担心的不单是咬伤本身，而且必须考虑可能感染狗或野生动物身上所携带狂犬病毒的风险。野生动物身上的狂犬病毒在浣熊、臭鼬、和蝙蝠中最常见。被感染的动物咬伤的狗也会被传染。

另外，由于存在感染狂犬病毒的风险，与蝙蝠有直接接触或与蝙蝠独处一室的任何人应尽快联系医务人员。

处理动物或人咬伤的急救措施

对于被动物或人咬伤的患者，请按照以下急救措施的步骤处理：

处理动物或人咬伤的急救措施
☐ 确保现场对您和被咬伤者都是安全的。
☐ 如果是动物咬伤，务必用大量肥皂水冲洗伤口。
☐ 用毛巾裹住一袋冰水敷在受伤部位，可帮助缓解瘀青和肿胀。
☐ 如果有瘀青或肿胀，可用毛巾裹住一袋冰水，将其置于咬伤部位不超过 20 分钟。
☐ 对于任何破皮的咬伤，应尽快致电医务人员。

蛇咬伤

如果有人被蛇咬伤，有时您可以根据伤口颜色或咬痕识别蛇的种类。但如果您不能确定，应假定蛇有毒。

毒蛇咬伤的征象包括

- 咬伤部位疼痛且不断加剧
- 咬伤部位肿胀
- 恶心、呕吐、出汗或乏力

现场安全与蛇咬伤

为确保现场安全，在任何蛇周围都应小心，即便它已受伤。应退后绕开这条蛇。

如果蛇已被杀死或受伤，请不要动它。蛇在受重伤或濒临死亡时也可能咬人。

处理蛇咬伤的急救措施

按照以下急救措施的步骤，帮助被蛇咬伤的患者：

处理蛇咬伤的急救措施
☐ 确保现场对您和被咬伤者都是安全的。
☐ 取得急救箱。
☐ 穿戴个人防护设备 (PPE)。
☐ 请另一位成年人帮忙疏散该区域内的任何其他人员，同时拨打120。
☐ 让被咬伤者不动并保持平静，直到接受过更高级培训的人员到来接手。
☐ 除去任何紧身衣服和首饰。
☐ 用流水和肥皂轻轻地清洗咬伤部位。
☐ 让被咬伤者不动并保持平静，直到接受过更高级培训的人员到来接手。

昆虫、蜜蜂和蜘蛛叮咬和蜇伤

通常，昆虫叮咬和蜇伤仅在咬伤部位造成轻微疼痛、皮肤瘙痒和肿胀。但在下列情况中，某些昆虫叮咬的后果会非常严重，甚至可能致命

- 咬伤者对叮咬或蜇伤有严重过敏反应
- 毒物（毒液）从咬伤或蜇伤部位注入伤者体内

蜜蜂是唯一会留下它们的螯刺的昆虫。如果您或您认识的人被蜜蜂蜇伤，应找到螯刺并取出。

针对被咬伤或蜇伤患者的急救措施

按照以下急救措施的步骤，帮助被咬伤或蜇伤者：

针对被咬伤或蜇伤患者的急救措施
☐ 确保现场对您和被叮咬或咬伤者都是安全的。
☐ 取得急救箱。
☐ 穿戴个人防护设备 (PPE)。
☐ 如果某人被蜜蜂蜇伤，请用硬而钝的物体刮出而不是挤出螯刺和毒囊，比如信用卡或身份证的边缘。
☐ 用流水和肥皂清洗蜇伤或咬伤区域。
☐ 用毛巾裹住一袋冰水，将其置于伤口部位不超过 20 分钟。
☐ 观察患者至少 30 分钟，确定是否出现严重过敏反应的征象。如有需要，准备使用患者携带的肾上腺素注射笔。

对蜜蜂蜇伤的过敏反应

因昆虫叮咬或蜇伤而出现过严重过敏反应的人通常会带有一支肾上腺素注射笔，并且知道如何使用。他们通常佩戴医疗信息配饰。

如果患者出现严重过敏反应，请拨打或派人拨打 120 并取来急救箱。运用之前您学习过的技能，帮助患者用肾上腺素注射笔进行注射。

毒蜘蛛咬伤和蝎子蜇伤

无毒的昆虫叮咬可在叮咬部位引起皮肤轻微发红和瘙痒症状。然而，毒蜘蛛咬伤或蝎子蜇伤可能使人致病。

毒蜘蛛咬伤和蝎子蜇伤的征象包括

- 咬伤或蜇伤部位严重疼痛
- 肌肉痉挛
- 头痛
- 发热
- 呕吐
- 呼吸问题
- 抽搐
- 失去反应

帮助被毒蜘蛛咬伤或蝎子蜇伤患者的方法

如果您得知某人被毒蜘蛛咬伤或蝎子蜇伤，或者在遭遇这样的咬伤或蜇伤后有上述任何征象，请按照以下急救措施的步骤处理：

帮助被毒蜘蛛咬伤或蝎子蜇伤患者的方法
☐ 确保现场对您和被叮咬或蜇伤者都是安全的。
☐ 取得急救箱。
☐ 穿戴个人防护设备 (PPE)。
☐ 拨打120。
☐ 用大量流水和肥皂清洗咬伤或蜇伤区域。
☐ 用毛巾裹住一袋冰水置于咬伤部位。

蜱虫叮咬

许多蜱虫无害，但也有一些携带严重疾病。它们通常出现在林地，会将身体附着在人体的裸露部位。

如果您发现蜱虫，应尽快清除。蜱虫停留在人体表面的时间越长，染病几率越大。

帮助蜱虫叮咬患者的方法

蜱虫叮咬的第一条急救措施是将其从人身上清除。按照以下急救措施的步骤，帮助被蜱虫咬伤的患者：

帮助蜱虫叮咬患者的方法
☐ 取得急救箱。
☐ 穿戴个人防护设备 (PPE)。
☐ 用镊子夹住蜱虫的嘴或头，操作时尽可能贴近皮肤。
☐ 尽量避免挤捏蜱虫。
☐ 应直接向上提起蜱虫。如果您提起蜱虫使得皮肤膨起产生一定的张力并维持几秒钟，蜱虫就会松开皮肤。
☐ 如果患者需要携带蜱虫前往就医，可将蜱虫放入塑料袋。
☐ 用流水和肥皂清洗咬伤区域。
☐ 如果已知目前所在地区有蜱传播的疾病，建议伤者尽快就医。

海洋生物咬伤和蜇伤

与在野外时要意识到可能有蜱虫及其他昆虫和动物同样重要的是，务必要知道在海里游泳时可能会遭遇海洋鱼类和动物。

海蜇、黄貂鱼或石鱼咬伤或蜇伤可导致疼痛、肿胀、发红或出血。如果伤者对螫刺或毒液产生严重过敏反应，有些海洋生物咬伤和蜇伤的后果会比较严重甚至致命。

针对被海洋生物咬伤或蜇伤患者的急救措施

按照以下急救措施的步骤处理海洋生物咬伤或蜇伤：

针对被海洋生物咬伤或蜇伤患者的急救措施
☐ 确保现场对您和被蜇伤者都是安全的。
☐ 取得急救箱。
☐ 穿戴个人防护设备 (PPE)。
☐ 使伤者冷静并保持不动。
☐ 用戴手套的手或者用毛巾擦掉螫刺或触须。
☐ 如果螫刺来自海蜇，请用大量的醋冲洗损伤部位至少 30 秒。如果没有醋，可用小苏打水溶液代替。
☐ 将被蜇伤的身体部位浸入热水中。您也可以让伤者用尽可能热的水淋浴至少 20 分钟，或者直到疼痛消失。

☐ 下列情况下，请拨打120
  • 某人被海洋动物咬伤或蜇伤并且有严重过敏反应的征象
  • 某人在已知存在有毒海洋动物的地区被咬伤或蜇伤

☐ 任何破皮的咬伤和蜇伤都应就医。

高温相关急症

脱水

在极热环境中工作、训练或玩耍会很危险。如果某人在未采取正确防护措施的情况下暴露于极其炎热的环境，可能导致危及生命的医学状况或征象。

当某人因下列原因引起身体丢失水或体液时，即会发生脱水

- 热暴露
- 过量运动

■ 呕吐、腹泻、发热或液体摄入量减少

如果脱水未能及早得到处理，可能会导致休克。

脱水的征象

热相关或环境导致的脱水包括以下征象

■ 乏力
■ 口渴或口干
■ 头晕
■ 意识不清
■ 尿量比平时减少

处理脱水的措施

如果您怀疑某人脱水，请立即联系医务人员。针对脱水的最佳急救措施是预防：确保饮用和进食充足的食物以使身体保持水分。

热痉挛

热痉挛是指疼痛性肌肉痉挛，最常发生于小腿、手臂、腹肌及后背。

热痉挛的征象

热痉挛的征象包括

■ 肌肉痉挛
■ 出汗
■ 头痛

热痉挛是高温相关急症的征象，如果不采取措施，可能会继续加重。

帮助热痉挛患者的方法

按照以下急救措施的步骤，帮助热痉挛患者：

帮助热痉挛患者的方法
☐ 取得急救箱。
☐ 穿戴个人防护设备 (PPE)。
☐ 让患者休息并降温。
☐ 让患者喝一些含糖和电解质的液体，例如运动饮料或果汁，如果没有的话就喝水。
☐ 在患者能够忍受的情况下，可用毛巾包裹一袋冰水敷在痉挛区域不超过 20 分钟。

热衰竭

像热痉挛等的较轻微症状可迅速转变为热衰竭。这就是识别高温相关急症并实施急救的重要原因所在。

热衰竭的征象

热衰竭的征象类似于热射病：

- 恶心
- 头晕
- 呕吐
- 肌肉痉挛
- 感觉晕厥或疲劳
- 大量出汗

针对热衰竭患者的急救措施

按照以下步骤，对热衰竭采取急救措施：

针对热衰竭患者的急救措施
☐ 取得急救箱。
☐ 穿戴个人防护设备 (PPE)。
☐ 拨打120。
☐ 让患者在阴凉的地方躺下。
☐ 尽可能多地脱掉患者的衣服。
☐ 喷洒凉水，给患者降温。如果没有凉水可以喷洒，可在患者颈部、腋窝和腹股沟处放上凉爽湿润的布巾。
☐ 如果患者有反应并能喝水，可让患者喝一些含糖和电解质的液体，例如运动饮料或果汁，如果没有的话就喝水。

热射病

如果未及时识别和治疗，热相关症状可迅速恶化。热射病是一种可危及生命的危险病症。

立即开始给可能患上热射病的人降温很重要——每一分钟都很宝贵。如果您不能将患者浸在水中，可尝试用喷洒凉水的方法降温。

如果患者身体开始表现出恢复正常，请停止降温。如果继续降温，反而会导致低体温。

热射病的征象

热射病的征象包括

- 意识不清
- 感觉晕厥或疲劳
- 头晕
- 晕厥
- 恶心或呕吐
- 肌肉痉挛
- 抽搐

针对热射病患者的急救措施

按照以下急救措施的步骤，帮助热射病患者：

针对热射病患者的急救措施
☐ 拨打120。
☐ 将患者放入凉水中，水深最多没到脖子，或者往他身上喷洒凉水。
☐ 如果患者失去反应，并且呼吸不正常或者仅有濒死叹息样呼吸，应实施心肺复苏。

低温相关急症

冻伤

冻伤一般发生在寒冷天气。但也有可能发生在室内或工作场所，例如当人们暴露于极冷物质，比如未戴手套的情况下暴露于冷气体。

冻伤的征象

冻伤会影响暴露于低温环境的身体部位，例如手指、脚趾、鼻子和耳朵。

冻伤的征象如下：

- 覆盖冻伤区域的皮肤发白、呈蜡色或黄灰色。
- 冻伤部位冰冷麻木。
- 冻伤部位变僵硬，皮肤无法推动。

针对冻伤患者的急救措施　按照以下步骤，对冻伤采取急救措施：

针对冻伤患者的急救措施
☐ 确保现场对您和冻伤患者都是安全的。
☐ 移动患者至温暖处。
☐ 取得急救箱。
☐ 穿戴个人防护设备 (PPE)。
☐ 拨打120。
☐ 脱掉潮湿或紧身的衣服，沾干患者身体。
☐ 为患者穿上干的衣服，并在他身上盖一条毯子。
☐ 从冻伤部位取下紧贴的戒指及手镯等。

警告　您不应对冻伤患者采取以下措施：

- 在就医前，如果您认为患者身体有可能再次冻伤，请不要尝试给冻伤的身体部位解冻。
- 不要揉搓冻伤部位。否则，可能造成损伤。如果您需要接触冻伤部位，动作应轻柔。

低体温（体温过低）

体温过低是低体温的另一种叫法。过长时间待在寒冷环境或大雨中或者其他湿冷条件下会导致体温过低。人体甚至在室外温度高于冰点时也会出现低体温。

当体温过低发生时，会引起严重的问题甚至死亡。

低体温的征象　低体温的征象可包括

- 皮肤触感发凉
- 寒战，当体温非常低时停止寒战
- 意识不清
- 性情改变
- 嗜睡并且患者对自己的症状漠不关心
- 当皮肤变得冰冷青紫时，肌肉僵直

随着患者体温继续下降，可能很难判断其是否有呼吸。患者可能会意识丧失，甚至看似已经死亡。

帮助体温过低患者的方法

请按照以下步骤，对低体温患者采取急救措施：

帮助体温过低患者的方法
☐ 确保现场对您和体温过低患者都是安全的。
☐ 将患者移出寒冷场所。
☐ 脱下湿衣服，沾干患者身体，并盖上一条毛毯。
☐ 取得急救箱和自动体外除颤器。
☐ 拨打120。
☐ 为患者穿上干的衣服。 • 用毯子、毛巾甚或报纸裹住身体和头部，但要露出面部。
☐ 守在患者身边，直到接受过更高级培训的人员到来接手。
☐ 如果患者失去反应，并且呼吸不正常或者仅有濒死叹息样呼吸，应实施心肺复苏。

中毒急症

毒物是指某人通过吞咽或吸入、进入眼中或接触皮肤后可致病或致死的任何物质。许多东西可致人中毒。

毒物控制中心热线

您社区毒物控制中心的电话号码应置于急救箱或者突出显示在使用化学品的区域。

您还应在此处写下急救电话。

在此记下您所在地区毒物控制中心的电话：

_____

毒物控制中心调度员
可能提出的问题

当您致电毒物控制中心时，调度员可能会问及以下信息：

- 毒物名称是什么？
- 如果您不能说出名称，能否对其进行描述？
- 患者接触、吸入或吞服了多少毒物？
- 患者的年龄？
- 患者体重？
- 中毒发生在什么时候？
- 患者现在感觉或表现如何？

在中毒急症发生时确
保现场安全的措施

如果某人暴露在毒物中，首先应确保现场安全。例如，您可能需要检查是否溅撒了可能有毒的液体或粉末。

在采取任何其他措施前，请先按照以下步骤操作：

在中毒急症发生时确保现场安全的措施
☐ 在您靠近现场前，确保现场对于您和伤病者都是安全的。
☐ 寻找是否有任何提醒您附近存在毒物的标识（图 29）。
☐ 寻找发生溢洒或泄露的容器。
☐ 如果现场看似不安全，则不要靠近。请让所有人撤离。
☐ 如果您发现可能有多人中毒，请远离现场。
☐ 如果现场是安全的，请取来急救箱和自动体外除颤器。
☐ 拨打120。
☐ 如果您知道毒物名称，请告诉调度员。某些调度员可能会将您转接到毒物控制中心。只能向患者给予毒物控制中心或调度员建议的那些解毒剂。有关毒物本身的急救说明会对您有帮助，但可能不全面。

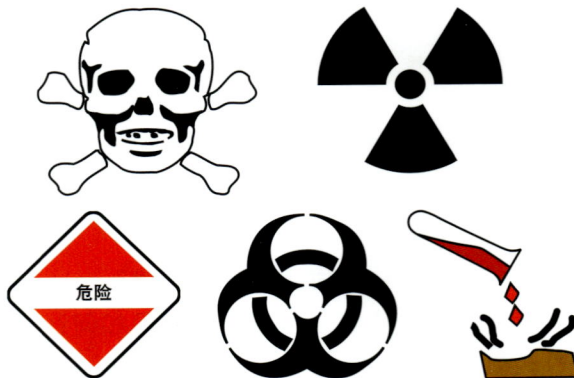

图 29. 寻找毒物标识，以上为部分示例。

安全数据表

有些场所有安全数据表或称SDS，用于说明特定化学品或毒物的危害。还可能提供急救建议。

针对皮肤或眼部被毒物污染患者的急救措施

要从患者皮肤或眼部清除毒物，请按照以下急救措施的步骤操作：

针对皮肤或眼部被毒物污染患者的急救措施
☐ 按照"在中毒急症发生时确保现场安全的措施"一节的方法，确保现场对您和伤病者都是安全的。
☐ 当您靠近现场时，请穿戴个人防护设备 (PPE)。
☐ 可能的情况下，请将患者从中毒现场移出，并帮助患者转移至空气新鲜区域。
☐ 以尽可能安全的方法，尽快冲洗或清除患者皮肤或衣服上的毒物。帮忙将患者移至水龙头、安全淋浴或洗眼站。
☐ 除去接触过毒物的任何身体部位的衣服和首饰。戴上手套擦掉患者皮肤上任何干粉状或固体物（图 30）。
☐ 用大量水冲洗累及部位，直到接受过更高级培训的人员到来接手。

（续）

（续）

针对皮肤或眼部被毒物污染患者的急救措施

☐ 如果毒物累及眼部，在冲洗眼部的同时，让患者尽可能多地眨眼。如果只有一只眼睛受累及，请确保毒物进入的那只眼睛位于较低位置，这样您就不会将毒物冲入未受累及的眼中。

☐ 如果患者意识丧失并且呼吸不正常或者仅有濒死叹息样呼吸，请实施心肺复苏。使用面罩进行人工呼吸。当毒物污染患者口唇时，这一点尤其重要。

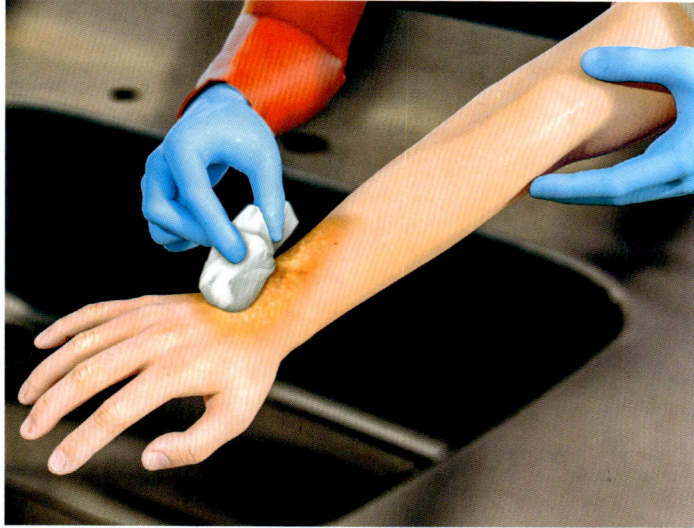

图 30. 用戴手套的手擦掉患者皮肤上任何干粉状或固体物。

问题	您的笔记
1. 被昆虫或蜜蜂叮咬者可能发生严重过敏反应，应至少观察_____分钟。 a. 10 b. 20 c. 30 d. 60	
2. 当某人被叮咬后，务必用大量肥皂水冲洗叮咬部位。 正确　　错误	
3. 热射病是一种危及生命的病症。 正确　　错误	
4. 用以下哪一种方法清除蜱虫_____。 a. 用燃烧的火柴 b. 在皮肤上用大量酒精 c. 用镊子 d. 用手	
5. 意识模糊可能是热射病或低体温的症状之一。 正确　　错误	
6. 当您为中毒患者实施心肺复苏时，可能的情况下，务必使用面罩进行人工呼吸。 正确　　错误	

答案：1.c，2.正确，3.正确，4.c，5.正确，6.正确

第 5 部分： 预防疾病和创伤

预防疾病和创伤是提供急救的重要部分。

密切观察并能判断即将发生的事故，采取防范措施预防疾病发生都是您作为急救员的职责所在。

经常复习以随时准备行动

经常复习您的《学员手册》和《快速参考指南》，以巩固您的相关知识和技能。

即便您不能确切记起所有步骤，尝试施救也很重要。任何施救，即便不完美，也总比完全不施救要好。

最重要的是，我们希望您在急症发生时采取行动，并满怀信心地参与。发现问题所在并通过拨打当地急救电话，如120，使救护人员尽快到达是您能做的最重要的工作之一。

保护施救者的法律

如果您在为某人实施急救是否合法方面存在疑问，您应该知道的是美国各州都颁布过《好撒玛利亚人法》(Good Samaritan laws)。这些法律可对提供急救的任何人提供保护。但各州的法律细则存在差异，所以务必参阅您所在地区的《好撒玛利亚人法》(Good Samaritan laws)。

更多信息和培训

如果您想要获得更多关于急救、心肺复苏或自动体外除颤器培训方面的信息，请联系美国心脏协会。您也可以访问网站 **www.international.heart.org**。

致谢

感谢您完成"拯救心脏 急救 心肺复苏 自动体外除颤器"课程的急救部分。

请记住，任何人在任何情况下都可实施急救。作为急救员，您可以帮助挽救生命、减轻痛苦并防止造成更严重的疾病或创伤，同时更好、更快地帮助伤病员。

预防疾病和创伤

第 6 部分: 急救资源

急救箱的配置清单样本

下面是一份急救箱内物品的清单样本。该急救箱配置符合美国职业安全与健康管理局 (OSHA) 的相关标准。不同的工作场所可能有不同要求。美国国家标准学会 (ANSI) 和国际安全设备协会 (ISEA) 也有关于急救箱内物品配置的标准，可访问 **ansi.org** 获取。

下面列出的急救箱内物品足够供小型工作场所的 2 到 3 名雇员使用。较大的工作场所则需要更多的急救箱或额外物品。

1. 纱布（至少为 4 × 4 英寸【10.2 厘米 × 10.2 厘米】）
2. 两块大号纱布（至少为 8 × 10 英寸【20.3 厘米 × 25.4 厘米】）
3. 粘性绷带盒
4. 带包装纱布绷带卷一包，至少 2 英寸（5 厘米）宽
5. 两条三角绷带
6. 伤口清洗剂，如封装的湿巾
7. 剪刀
8. 至少 1 条毛毯
9. 镊子
10. 粘性胶带
11. 乳胶手套
12. 复苏设备，如：便携面罩
13. 两条弹力绷带
14. 夹板
15. 请求急救援助的须知（包括当地重要急救电话的列表，如警察局、消防部门、急救医疗服务/EMS 和毒物控制中心的急救电话*）
16. 拯救心脏急救快速参考指南*

*带有星号标记者为列于 OSHA 1910.266 附录 A 标准项目之外的附加项目。

急救资源

心肺复苏和自动体外除颤器

虽然我们目前在预防心脏问题所致死亡方面做了大量努力，但心脏骤停在美国仍然是主要死亡原因之一。大约 70% 发生在院外的心脏骤停是在家中发作的。

在这一部分，您将学习以下方面的技能：如何识别心脏骤停、如何让急救人员迅速赶往现场，以及在更有处置能力的急救人员到达现场接手之前为患者提供帮助。

全为生命

全为高质量心肺复苏

早期识别并给予心肺复苏是患者在发生心脏骤停后存活的关键。
通过学习高质量心肺复苏，您将获得可帮助挽救生命的知识和技能。

心肺复苏和自动体外除颤器课程目标

在结束本课程的心肺复苏和自动体外除颤器部分的学习时，您将能

- 描述高质量心肺复苏如何提高存活率
- 解释生存链概念
- 识别何时需要为患者给予心肺复苏
- 完成高质量的成人心肺复苏
- 描述如何在他人帮助下共同进行心肺复苏
- 使用口对口或口对面罩对所有年龄组患者给予有效的人工呼吸
- 演示如何对成人使用自动体外除颤器
- 进行高质量的儿童心肺复苏
- 演示如何对儿童使用自动体外除颤器
- 进行高质量的婴儿心肺复苏
- 描述何时以及如何帮助发生窒息的成人或儿童
- 演示如何帮助发生窒息的婴儿

成人心肺复苏及自动体外除颤器

学习内容

在本节，您将学习何时需要给予心肺复苏、如何对成人给予心肺复苏以及如何使用自动体外除颤器。

成人生存链

AHA 成人生存链（图 31）显示了对院外发生心脏骤停的成人进行救治时需要采取的最重要措施。

在这一部分，您将学习生存链中的前 3 个环节。第 4 和第 5 个环节是随后接手的急救人员和院方医务人员提供的高级生命支持。

第 1 环节	迅速识别急症并拨打当地急救电话，如120。
第 2 环节	实施着重于胸外按压的早期心肺复苏。
第 3 环节	立即使用自动体外除颤器（拿到后尽快使用）。

请记住，当有人发生心脏骤停后，抢救的时间分秒必争。无论您在哪里，请马上采取措施。成人生存链的第一个环节将从您开始!

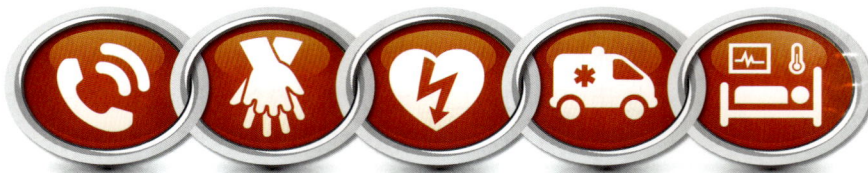

图 31. AHA 院外心脏骤停的成人生存链。

涵盖的主题

- 评估患者并拨打当地急救电话，如120
- 实施高质量心肺复苏
- 使用自动体外除颤器
- 完整流程：成人高质量心肺复苏及自动体外除颤器总结

当您遇到可能发生了心脏骤停的成人时，请采取下列步骤评估急症并获得帮助：

- 确保现场是安全的。
- 轻拍并呼喊患者（检查患者有无反应）。
- 呼喊求助。
- 拨打当地急救电话，如120 并取得自动体外除颤器。
- 检查患者的呼吸是否正常。

根据现场特定环境和您当时手头具备的的资源，您可以同时执行这些步骤中的几个步骤。例如，您可以用自己的手机在免提模式下拨打 120，同时检查患者的呼吸。

确保现场是安全的

在您评估患者前，请确认现场是安全的。检查附近是否有任何可能伤及到您的东西。如果您自己受伤了，也无法帮助别人。

一些可能不安全的场所包括：

- 繁忙的街道或停车场
- 电线坠落的区域
- 存在有毒气体的室内

在您提供救治时，请注意周围是否有任何情况变化可能对您或需要帮助者造成危险。

轻拍并呼喊患者（检查患者有无反应）

轻拍并呼喊患者，以检查患者有无反应（图 32）。

俯身靠近患者或者跪在患者身旁。轻拍患者肩部，问他怎么啦。

如果	就
患者能够挪动、说话、眨眼，或者在您轻拍他时作出反应。	说明他*有反应*。 询问他是否需要帮助。
患者不能挪动、说话、眨眼，或者在您轻拍他时没有作出反应。	说明他*没有反应*。 这时您应该呼喊求助，如果附近有人，他们就可以帮您。

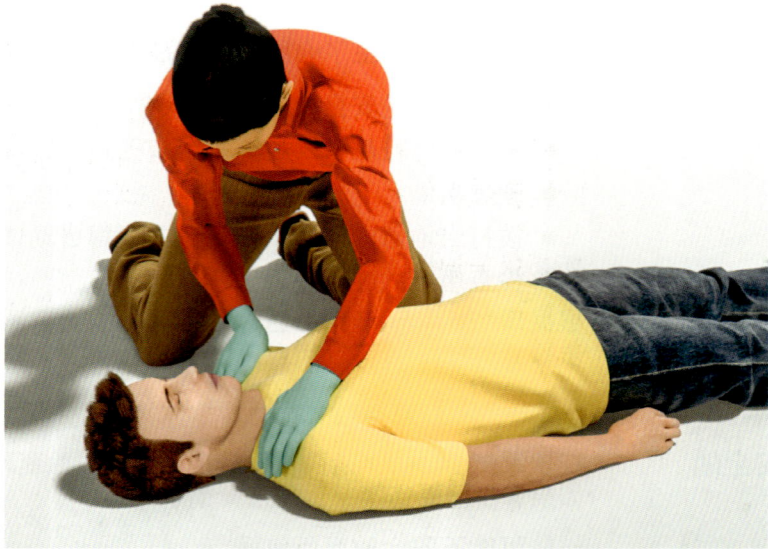

图 32. 轻拍并呼喊患者（检查患者有无反应）。

呼喊求助

急症发生时，您越快意识到问题所在并获得其他帮助，就越有利于心脏骤停患者。当有更多的人援助时，您便可以对患者提供更佳的救治。

若患者没有反应，应大声呼喊求助（图 33）。

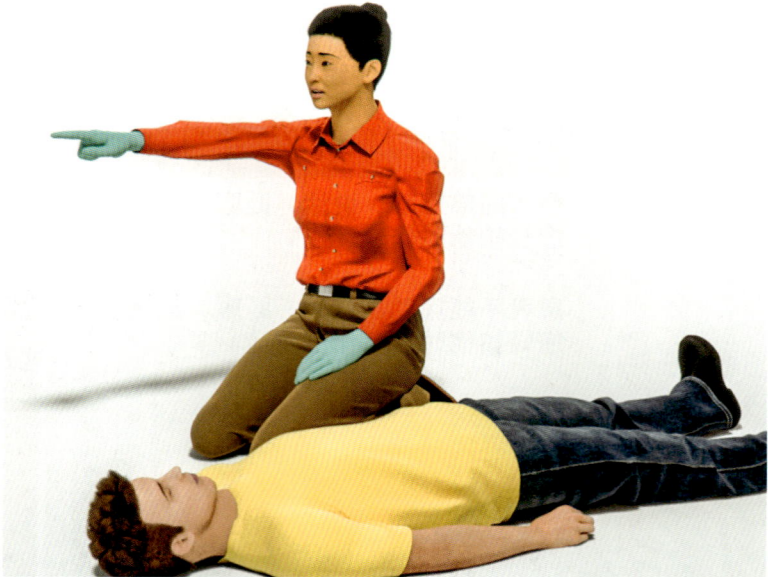

图 33. 呼喊求助。

拨打当地急救电话，如 120 并取得自动体外除颤器

如果有人过来帮忙并且有手机可以使用

请让此人拨打 120 并取来自动体外除颤器。您可以说，"请快拨打 120 并取来自动体外除颤器。"请此人将电话置于免提模式，这样您就可以听到调度员的指示。

如果有人过来帮忙但没有手机可以使用

在您继续提供紧急救治时，请让此人快去拨打 120 并取来自动体外除颤器。

如果您独自一人并且有手机，或者附近有电话

如果没有人过来帮忙，请拨打120。请将手机置于免提模式，这样您就可以一边继续提供紧急救治，一边听取调度员的指示。如果需要自动体外除颤器，必须自己去取。

如果您是独自一人，并且没有手机

请暂时离开患者，赶快去拨打 120 并取得自动体外除颤器。返回现场后，继续提供紧急救治。

按照调度员的指示

在急救中心调度员告诉您挂断电话前，请一直保持通话状态。回答调度员的问题并不会延迟救援人员的抵达时间。

调度员会向您了解有关急症的情况——您目前所在的位置以及发生了什么。调度员可提供有助于您实施急救的指示，如告诉您如何实施心肺复苏和使用自动体外除颤器，以及如何提供急救。

所以说，在拨通 120 后将手机置于免提模式非常重要，这便于调度员和心肺复苏提供者之间相互交流。

检查患者呼吸是否正常

若患者没有反应，应检查呼吸是否正常（图 34）。

反复扫视患者头部到胸部至少 5 秒钟（但不超过 10 秒），观察患者胸部的起伏。如果患者呼吸不正常或者仅有濒死叹息样呼吸，表明需要实施心肺复苏。参见"拯救心脏 急救 心肺复苏 自动体外除颤器 课程"的"术语和概念"部分，以获取更多关于濒死叹息样呼吸的信息。

如果	就
患者无反应并且呼吸正常。	• 说明他不需要进行心肺复苏。 • 让他翻身侧卧（如果您认为他的颈部或背部没有受伤）。这有助于在患者发生呕吐时保持气道通畅。 • 守在患者身边，直到高级救护人员到来。
患者无反应，并且呼吸不正常或者仅有濒死叹息样呼吸。	• 表明患者需要心肺复苏。 • 确保患者仰卧在坚固、平坦表面上。 • 开始实施心肺复苏。

无反应
+
呼吸不正常或仅有濒死叹息样呼吸   =   提供
心肺复苏

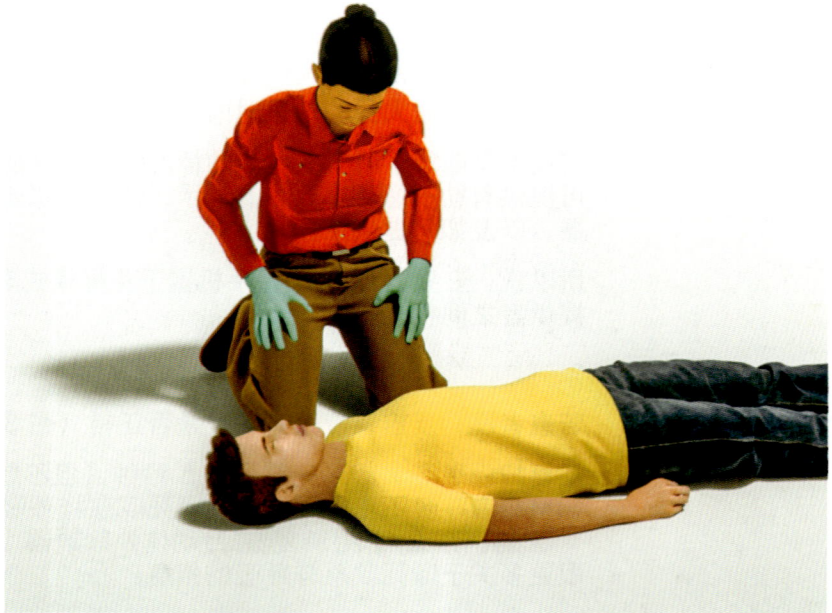

图 34. 检查患者的呼吸是否正常。

在您没有把握时应如何做

如果您认为需要对某人实施心肺复苏但又不太确定，这时应给予心肺复苏，因为您可能因此挽救一条生命。如果患者未发生心脏骤停，即便给予心肺复苏也不大可能造成伤害。

宁可给不需要 心肺复苏的人给予心肺复苏，而不要让真正需要心肺复苏的患者没有得到心肺复苏。

总结

下面总结了当遇到患病或受伤的成人时，应如何评估急症并获得帮助：

评估患者并拨打当地急救电话，如**120**
☐ 确保现场是安全的。

- 轻拍并呼喊患者 (检查患者有无反应)。
- 如果患者*有反应*，请询问他是否需要帮助。
- 如果患者*无反应*，请执行下一步操作。

☐ 呼喊求助。

(续)

（续）

☐ 拨打 120 并取得自动体外除颤器。

- 拨打或派人拨打 120 并取得自动体外除颤器。
- 如果您是独自一人，并且带有手机或者附近有电话，请将手机或电话置于免提模式，然后拨打 120。

☐ 检查呼吸。

- 如果患者呼吸正常，请守在患者身边，直到高级救护人员到来。
- 如果患者呼吸不正常或者仅有濒死叹息样呼吸，请开始心肺复苏和使用自动体外除颤器。请参阅"实施高质量心肺复苏。"

实施高质量心肺复苏

学习实施高质量心肺复苏非常重要。心肺复苏质量越高，患者存活率越高。

全为生命

全为挽救生命

心脏骤停仍然是导致死亡的主要原因，因此美国心脏协会每年培训数百万人以便在医院内或医院外来帮助挽救生命。

心肺复苏技能

心肺复苏涉及 2 种主要技能：

- 胸外按压
- 人工呼吸

在本小节中，您将学习如何对发生心脏骤停的成人运用这些技能。

胸外按压

按压是快速、用力下压胸部的动作。当您按压胸部时，可将血液泵送到大脑和心脏。

要提供高质量的按压，请确保

- 提供足够深度的按压
- 提供足够速率的按压
- 每次按压后，让胸部恢复到正常位置
- 即便是在人工呼吸时，按压中断的时间也尽量不要超过 10 秒按压深度对于实施高质量心肺复苏非常重要。您需要足够用力地按压患者胸部，才能泵出血液将其输送到患者全身。用力过度总比用力不足要好。人们通常害怕因实施按压而对患者造成损伤，其实一般不大可能发生损伤。

按压技术

这里介绍了如何在心肺复苏过程中为成人提供胸外按压（图 35）：

如何在心肺复苏过程中为成人提供胸外按压
☐ 确保患者仰卧在坚固、平坦表面上。
☐ 迅速除去患者的衣服，以免影响操作。
☐ 将一只手的掌根放在患者胸部中央（胸骨下半部）。将另一只手叠放在第一只手上方（图 35）。
☐ 垂直向下按压至少 5 厘米。
☐ 以每分钟 100 到 120 次的速率进行按压。大声计数按压次数。
☐ 每次按压后，让胸部恢复到正常位置。
☐ 即便是在人工呼吸时，中断按压的时间也尽量不要超过 10 秒。

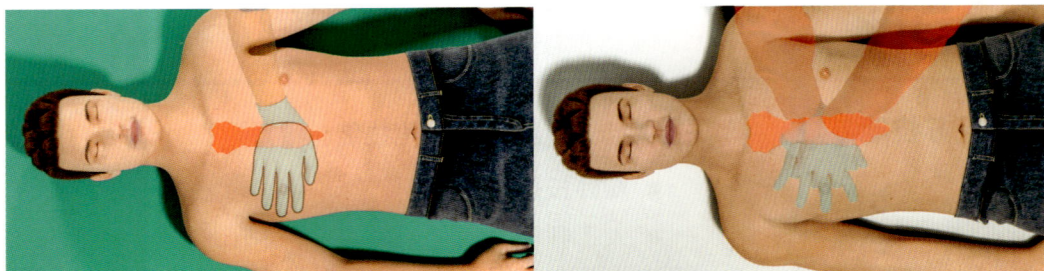

A　　　　　　　　　　　　　　　**B**

图 35. 按压。**A,** 将掌根放在患者胸部中央（胸骨下半部）。**B,** 将另一只手叠放在第一只手上方。

轮换施救者以防止疲劳

实施正确的胸外按压是很辛苦的工作。您在按压时越疲劳，按压的效果越差。

如果有其他人会做心肺复苏，那么你们可以轮换实施心肺复苏（图 36）。施救者大约每隔 2 分钟轮换一次，如果您感到疲劳，也可以更早地轮换。轮换时应动作迅速，以尽量缩短按压中断的时间。

提醒其他施救者按照标题为"如何在心肺复苏过程中为成人提供胸外按压"的方框中的说明实施高质量心肺复苏。

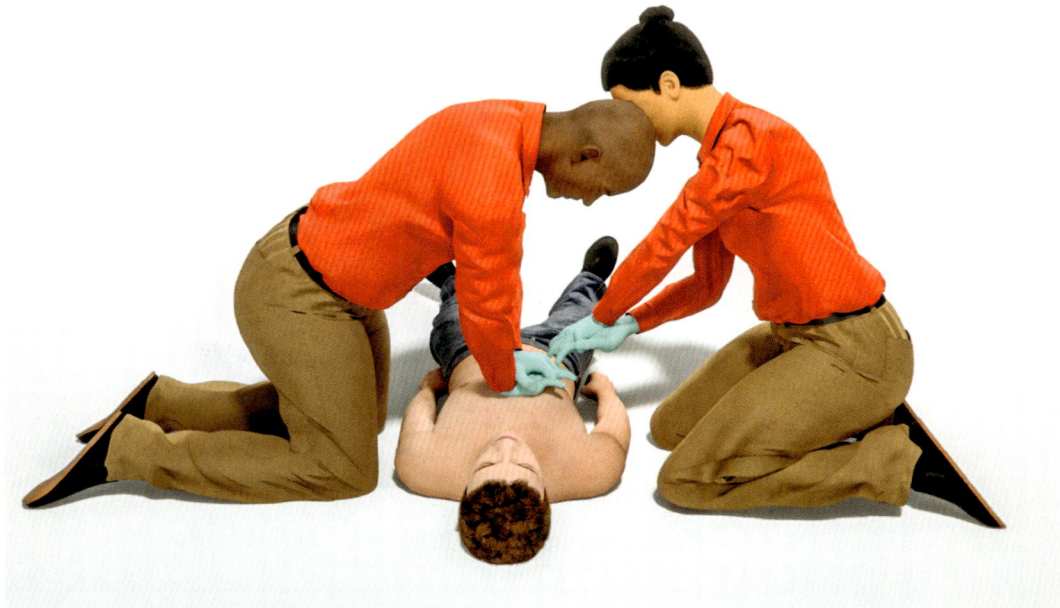

图 36. 施救者大约每隔 2 分钟轮换一次，以防止疲劳。

人工呼吸

第 2 种心肺复苏技能是人工呼吸。在实施每组 30 次按压后，您需要给予 2 次人工呼吸。人工呼吸时，可使用或不使用如便携面罩或人工呼吸面膜等防护装置。

人工呼吸时，需使胸部产生可见隆起。当您可以看到胸部隆起时，说明您给予了一次有效的人工呼吸。

开放气道

在人工呼吸前，应开放气道（图 37）。这可以使舌根从咽喉后部抬起，从而确保您给予的呼吸可将空气送入患者肺部。

按照以下步骤开放气道：

如何开放气道
☐　一只手放在前额，另一只手的手指放在下颌的骨性部位（图 37）。
☐　使头部后仰并抬起下颌。

避免按压颈部或下颌下面的柔软部分，因为这可能会阻塞气道。

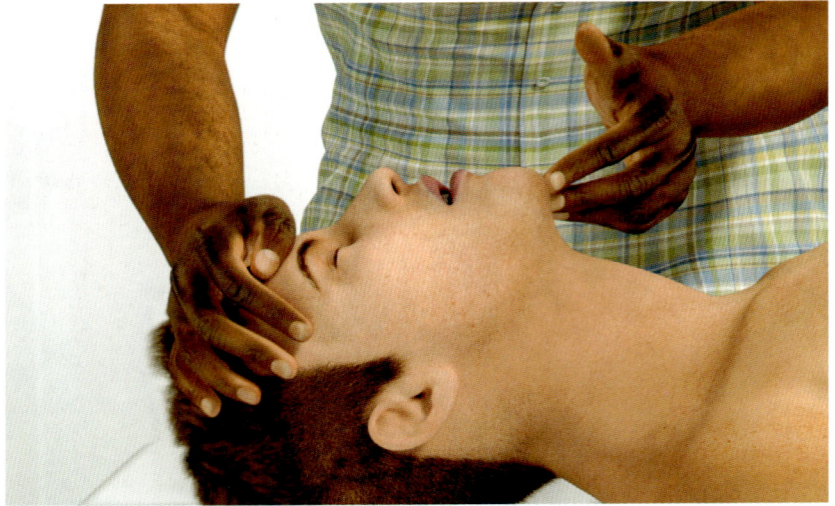

图 **37.** 使头部后仰并抬起下颏，以开放气道。

不使用便携面罩的人工呼吸

即便您选择在不使用防护装置的情况下给予人工呼吸，这通常也是相当安全的，因为这样做使您感染疾病的几率很小。

按照以下步骤，在不使用便携面罩或人工呼吸面膜的情况下给予人工呼吸（图 38）。

如何给予人工呼吸（不使用便携面罩）
☐ 在保持气道开放的同时，用拇指和手指捏住患者的鼻子。
☐ 正常吸一口气。用您的嘴将患者的嘴封住。
☐ 给予 2 次人工呼吸（每次吹气 1 秒）。每次人工呼吸时，观察患者的胸部是否开始隆起。
☐ 按压中断的时间不要超过 10 秒。

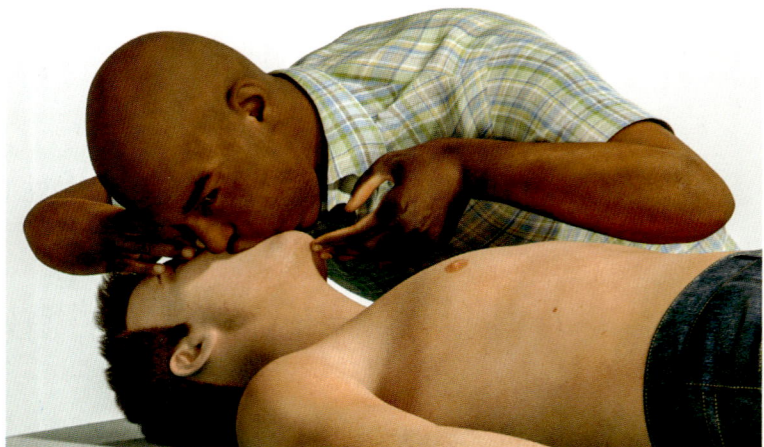

图 **38.** 人工呼吸。

如果胸部未隆起，应该怎么做

您需要进行一定的练习才能正确给予人工呼吸。如果您在实施人工呼吸后胸部未隆起，请进行以下操作：

- 将头部重新置于正常位置。
- 使头部后仰并抬起下颏，以重新开放气道。
- 然后，再给予一次人工呼吸。确保胸部隆起。

尽量减少胸外按压的中断

如果您未能在 10 秒内给予 2 次有效的人工呼吸，请重新开始快速及用力的胸外按压。每次完成 30 次按压后，再尝试给予人工呼吸。

按压中断的时间不要超过 10 秒。

使用便携面罩

人工呼吸时，可使用或不使用便携面罩等防护装置。防护装置由塑料制成，适用于覆盖患者的口鼻（图 39）。它们可保护施救者不受血液、呕吐物或疾病感染。您的导师可能会谈及可在人工呼吸时使用的其他类型的防护装置，如人工呼吸面膜等。

如果您在工作场所，您的雇主可能会提供可在心肺复苏期间使用的个人防护设备，包括便携面罩或人工呼吸面膜等。

便携面罩的种类繁多，也有不同的尺寸供成人、儿童和婴儿使用。因此，务必使用正确的尺寸。您可能需要提前将便携面罩组装好，以作备用。

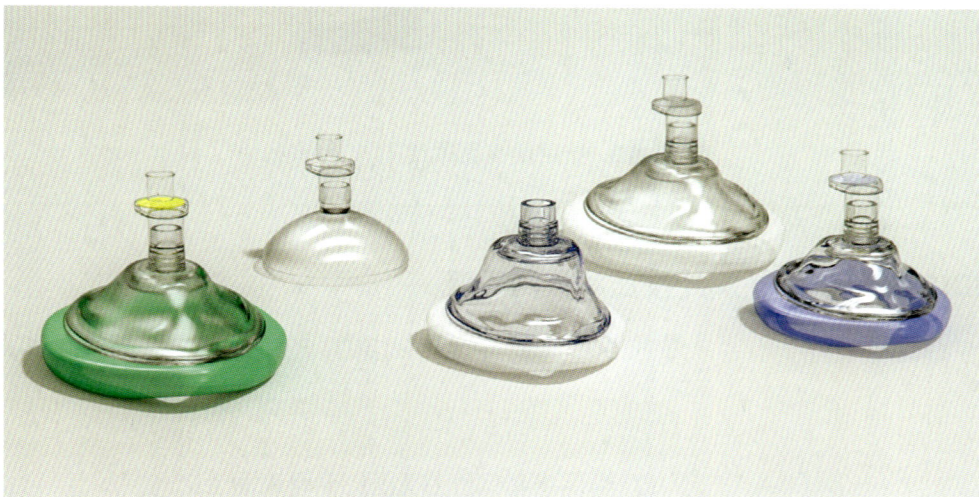

图 39. 有些人会在人工呼吸时使用便携面罩。

使用便携面罩人工呼吸　按照以下步骤，使用便携面罩给予人工呼吸（图 40）：

如何使用便携面罩给予人工呼吸

☐ 用面罩覆盖患者的口鼻。
  - 如果面罩一端较窄，请将较窄的一端置于鼻梁上；使较宽的一端覆盖患者的嘴。

☐ 向患者面部压紧面罩，请将患者头部后仰并提起下颌。在您抬起下颌以保持气道开放时，必须使患者面部与面罩之间紧密贴合。

☐ 给予 2 次人工呼吸（每次吹气 1 秒）。每次人工呼吸时，观察患者的胸部是否开始隆起。

☐ 按压中断的时间不要超过 10 秒。

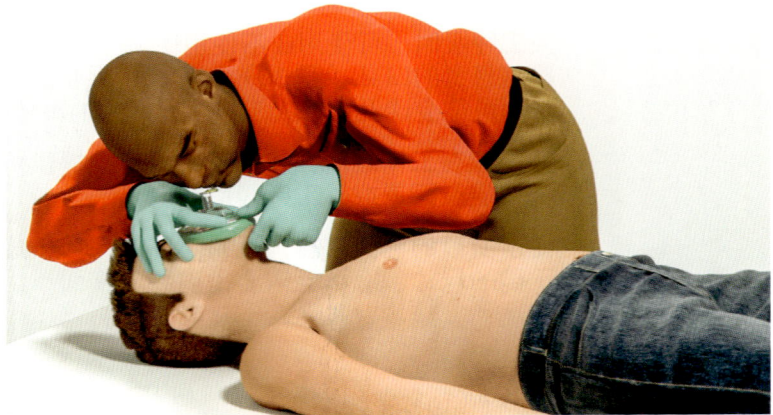

图 40. 使用便携面罩给予人工呼吸。

以 30:2 的比例给予胸外按压和人工呼吸

在提供心肺复苏时，以 30:2 的比例给予胸外按压和人工呼吸。

如何为成人给予按压和人工呼吸

☐ 确保患者仰卧在坚固、平坦表面上。

☐ 迅速除去患者的衣服，以免影响操作。

☐ 给予 30 次胸外按压。
  - 将一只手的掌根放在患者胸部中央（胸骨下半部）。将您的另一只手叠放在第一只手上方。
  - 垂直向下按压至少 5 厘米。
  - 以每分钟 100 到 120 次的速率进行按压。大声计数按压次数。
  - 每次按压后，让胸部恢复到正常位置。

（续）

（续）

☐ 在完成 30 次按压后，给予 2 次人工呼吸。

- 开放气道，然后给予 2 次人工呼吸（每次吹气 1 秒）。每次人工呼吸时，观察患者的胸部是否开始隆起。
- 按压中断的时间不要超过 10 秒。

使用自动体外除颤器

心肺复苏与自动体外除颤器结合使用，能为挽救生命提供最佳的可能性。可能的情况下，请在每次实施心肺复苏时都使用自动体外除颤器。

自动体外除颤器操作安全、准确且使用方便。开启自动体外除颤器的电源后，请立即按照提示操作。自动体外除颤器将分析患者是否需要电击，如果需要，将自动给予电击一次或在需要给予电击时提示您。

开启自动体外除颤器电源器

要使用自动体外除颤器，请按"开启"按钮或掀开盖子以开启自动体外除颤器的电源（图 41）。开启自动体外除颤器后，您会马上听到提示，由此得知您需要执行的所有操作。

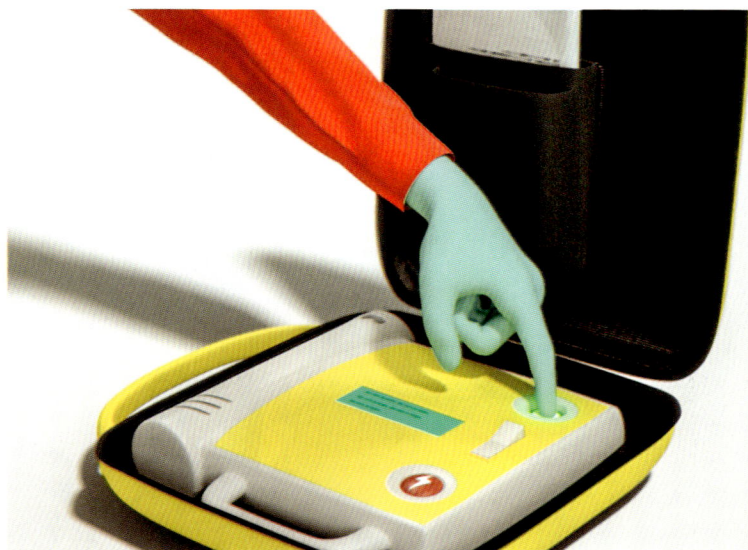

图 41. 开启自动体外除颤器的电源。

粘贴电极片

自动体外除颤器可能配有成人和儿童电极片。确保对 8 岁或 8 岁以上的任何患者都使用成人电极片。在放置电极片前，迅速扫视患者，以检查是否存在可能需要采取其他步骤的任何特殊情况。请见下文"特殊情况"。

撕去电极片贴膜。按照电极片上的图示，将电极片贴于患者裸露的胸部（图 42）。

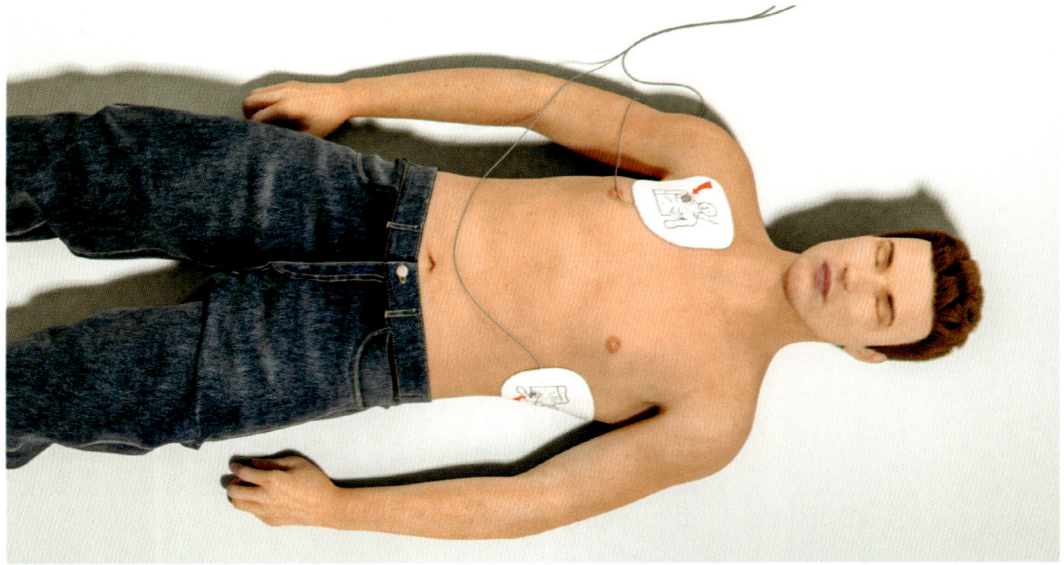

图 42. 按照电极片上的图示，将电极片贴于成人患者的胸部。

如果建议电击，请远离患者

让自动体外除颤器分析心律。如果自动体外除颤器建议电击，它将提示您离开患者。这时，应大声说，"离开"。在按下"电击"按钮前，确保没有任何人正在接触患者（图43）。

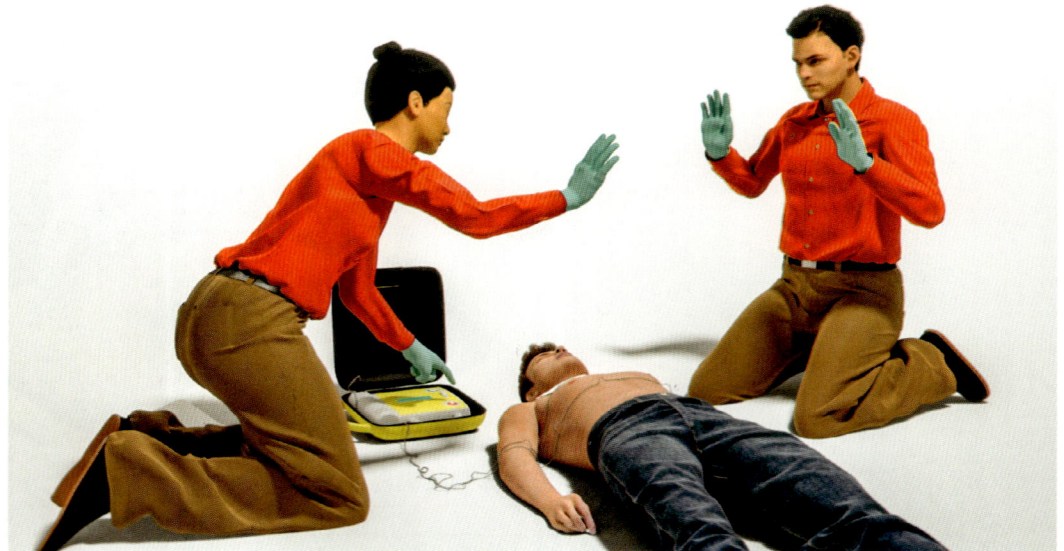

图 43. 在按下"电击"按钮前，确保没有任何人正在接触患者。

对成人使用自动体外除颤器的步骤

一旦获得自动体外除颤器后应立即使用。下面是对成人使用自动体外除颤器的步骤:

如何对成人使用自动体外除颤器

☐ 开启自动体外除颤器的电源,然后按照提示操作。
- 按"开启"按钮或掀开盖子,以开启自动体外除颤器的电源(图 41)。
- 按提示操作,这些提示将告诉您需要进行的所有操作。

☐ 粘贴成人电极片。
- 对 8 岁或 8 岁以上的任何患者都使用成人电极片。
- 撕去电极片贴膜。
- 按照电极片上的图示,将电极片贴于患者裸露的胸部(图 42)。

☐ 让自动体外除颤器进行分析。
- 大声说,"离开",同时确保没有任何人正在接触患者。
- 自动体外除颤器将开始分析心律。
- 如无需电击,请继续给予心肺复苏。

☐ 如自动体外除颤器提示需要电击,则给予电击(图 43)。
- 大声说,"离开",同时确保没有任何人正在接触患者。
- 按"电击"按钮。
- 立即继续心肺复苏。

特殊情况

在放置自动体外除颤器电极片*之前*,您可能需要考虑一些特殊情况。在粘贴电极片*之前*,快速扫视患者,确定是否存在以下情况:

如果患者...	就
胸部存在可能导致电极片无法粘贴的毛发	• 您可以使用自动体外除颤器携带箱中的剃刀快速剃掉电极片放置部位的毛发。 *或者* • 如果另有一组自动体外除颤器电极片,可用它们去除毛发。 – 粘贴电极片后,用力向下压紧电极片。 – 然后用力扯掉电极片,以去除毛发。 – 重新在裸露的皮肤上粘贴一组电极片。
躺在水中	• 快速将患者移至干燥区。

(续)

（续）

躺在雪地里或小水坑中	• 您可以使用自动体外除颤器（患者胸部不必完全干燥）。 • 如果患者胸部沾满水或汗液，请在粘贴电极片前快速擦拭胸部。
胸部有水	• 在粘贴电极片之前，快速将胸部擦干。
患者已植入除颤器或起搏器	• 不要直接将自动体外除颤器电极片贴于植入装置上。 • 遵循自动体外除颤器操作的正常步骤。
在您需要放置自动体外除颤器电极片的位置有药物贴片	• 不要直接将自动体外除颤器电极片贴于药物贴片上。 • 使用防护手套。 • 撕掉药物贴片。 • 将该部位擦拭干净。 • 粘贴自动体外除颤器电极片。

继续提供心肺复苏并使用自动体外除颤器

自动体外除颤器给予电击后，立即继续胸外按压。继续按照自动体外除颤器引导施救的提示操作。

给予心肺复苏并使用自动体外除颤器，直到

- 可与您轮换提供心肺复苏的其他人到来
- 患者开始挪动身体、说话、眨眼或者作出其他反应
- 接受过更高级培训的人员到来

完整流程：
成人高质量心肺复苏及自动体外除颤器总结

按压对输送血流非常重要，并且是是心肺复苏的核心环节。在人工呼吸时，中断胸外按压的时间不要超过 10 秒。

评估患者并拨打当地急救电话，如**120**
☐ 确保现场是安全的。
☐ 轻拍并呼喊患者（检查患者有无反应）。 　• 如果患者有反应，请询问他是否需要帮助。 　• 如果患者无反应，请执行下一步操作。
☐ 呼喊求助。

（续）

（续）

☐ 拨打 120 并取得自动体外除颤器。

- 拨打或派人拨打 120 并取得自动体外除颤器。
- 如果您独自一人，并且带有手机或者附近有电话，请将手机或电话置于免提模式，然后拨打120。

☐ 检查呼吸。

- 如果患者呼吸正常，请守在患者身边，直到高级救护人员到来。
- 如果患者呼吸不正常或者仅有濒死叹息样呼吸，请开始心肺复苏和使用自动体外除颤器。请参阅以下步骤。

提供高质量心肺复苏

在提供心肺复苏时，以 30:2 的比例实施胸外按压和人工呼吸。

☐ 确保患者仰卧在坚固、平坦表面上。

☐ 迅速除去患者的衣服，以免影响操作。

☐ 给予 30 次胸外按压。

- 将一只手的掌根放在患者胸部中央（胸骨下半部）。将您的另一只手叠放在第一只手上方。
- 垂直向下按压至少 5 厘米。
- 以每分钟 100 到 120 次的速率进行按压。大声计数按压次数。
- 每次按压后，让胸部恢复到正常位置。

☐ 在完成 30 次冲击后，给予 2 次人工呼吸。

- 开放气道，然后给予 2 次人工呼吸（每次吹气 1 秒）。每次人工呼吸时，观察患者的胸部是否开始隆起。
- 即便是在人工呼吸时，中断按压的时间也不要超过 10 秒。

☐ 一旦获得自动体外除颤器后，应立即使用。

- 开启自动体外除颤器的电源，然后按照提示操作。
- 粘贴成人电极片。
- 让自动体外除颤器进行分析。
- 确保没有任何人接触患者，如果建议电击则实施一次电击。

☐ 给予心肺复苏并使用自动体外除颤器，直到

- 可与您轮换提供心肺复苏的其他人到来
- 患者开始挪动身体、说话、眨眼或者作出其他反应
- 接受过更高级培训的人员到来并接手

在美国，目前每年因药物过量所致成人的死亡已经超过车祸所致的死亡。很多药物过量是由处方药所致。阿片类药物是用于缓解疼痛的处方药，但经常被滥用。常见的阿片类药物包括吗啡和氢可酮。在美国，海洛因是一种非法的阿片类药物。

纳洛酮针对阿片类药物的逆转作用

纳洛酮是一种可使阿片类药物药效发生逆转的药物。它安全有效，多年来一直供急救人员使用。

已知阿片类药物使用者的家属和救治人员可在手边常备纳洛酮，以便在发生阿片类药物过量时使用。

如果您知道某人的处方中开具了纳洛酮，则有可能使用该药物。熟悉纳洛酮的使用方法很重要。

纳洛酮相关常识

下面是一些关于纳洛酮的常识：

如何获取	纳洛酮通过医生开具处方获取，或在实施药物滥用治疗方案的过程中获取。
如何使用	纳洛酮分多种剂型。常见剂型包括鼻腔喷雾和自动注射器（与肾上腺素注射笔类似）。 给予纳洛酮时，可将药物喷入鼻腔，也可使用自动注射器将药物注入肌肉。
哪些人可使用该药物	只有经过培训且能识别阿片类药物过量的人，才能对患者给予纳洛酮。
何时给药	纳洛酮专门用于逆转阿片类药物过量效应。对于解决其他类型的药物过量问题无效。

如何帮助出现与阿片类药物相关急症的成人

如果您怀疑某人过量服用阿片类药物并且仍有反应，请拨打当地急救电话，如120，并守在患者身边，直到接受过更高级培训的人员到来。

如果患者出现意识丧失，请按照以下步骤操作：

如何帮助出现与阿片类药物相关急症的成人
☐ 呼喊求助。
☐ 如果附近有其他人，请让此人拨打 120 并获取纳洛酮药包和自动体外除颤器。纳洛酮送达后，应尽快使用。
☐ 检查呼吸。
☐ 如果附近没人，并且患者呼吸不正常或者仅有濒死叹息样呼吸，应提供心肺复苏。实施 5 个周期的心肺复苏后，请拨打 120 并获取纳洛酮和自动体外除颤器。
☐ 回到患者身边并给予纳洛酮。检查患者有无反应和呼吸。 • 如果患者开始有反应，应停止心肺复苏，并等待高级救护人员到来。
☐ 如果患者持续无反应，应继续实施心肺复苏，并在取得自动体外除颤器后尽快使用。
☐ 继续实施心肺复苏和使用自动体外除颤器，直到 • 可与您轮换提供 心肺复苏的其他人到来 • 患者开始挪动身体、说话、眨眼或者作出其他反应 • 接受过更高级培训的人员到来并接手

对儿童实施心肺复苏和自动体外除颤器

学习内容

在本小节中，您将学习什么情况下需要给予心肺复苏、如何对儿童实施心肺复苏以及如何使用自动体外除颤器。

儿童的定义

在本课程中，儿童的年龄介于 1 岁至青春期之间。青春期的征象包括男性的胸部或腋下出现毛发以及女性乳房发育。如果您不确定患者是成人还是儿童，请将其视为成人提供紧急救治。

使用自动体外除颤器方面与提供心肺复苏方面对于*儿童*的定义有所不同。请参阅本节稍后部分的内容"使用自动体外除颤器"。

儿童生存链

AHA 儿童生存链（图 44）显示了对于在院外发生心脏骤停的儿童进行救治时需要采取的最重要措施。

在本课程中，您将学习生存链中的前 3 个链环节。第 4 和第 5 个环节是即将接手的急救人员和院内医务人员提供的高级生命支持。

第 1 环节	防止创伤和心脏骤停是挽救儿童生命过程中的首要步骤。
第 2 环节	对心脏骤停患者越早开始高质量心肺复苏，其存活率越高。
第 3 环节	尽快拨打当地急救电话，如120，使患儿快速获得紧急救治，可改善患儿的预后。

请记住，当儿童发生心脏骤停时，抢救的时间分秒必争。无论您在哪里，请立即采取措施。儿童生存链的第一个环节将从您开始！

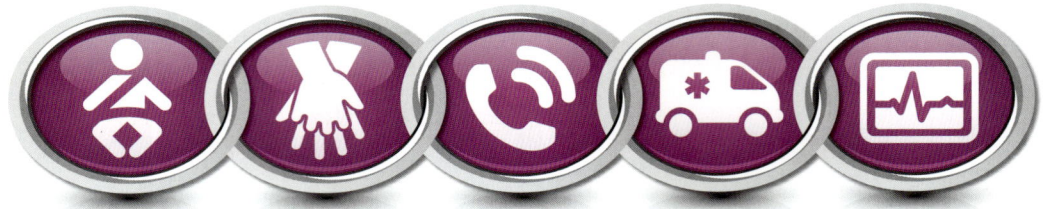

图 44. AHA 院外心脏骤停的儿童生存链。

呼吸问题经常导致儿童发生心脏骤停

儿童通常有健康的心脏。呼吸问题通常是儿童需要进行心肺复苏的原因。一些其他原因包括溺水、创伤和电击伤。在儿童生存链中，防止心脏骤停是您要采取的最重要措施之一。这包括防止溺水、窒息引起的问题以及其他呼吸问题。

由于呼吸问题通常是导致儿童发生心脏骤停的原因，如果您是独自一人并且附近有电话，在离开患儿拨打当地急救电话前，应提供 2 分钟的心肺复苏。

涵盖的主题

- 评估患者并拨打当地急救电话
- 实施高质量心肺复苏
- 使用自动体外除颤器
- 完整流程：儿童高质量心肺复苏及自动体外除颤器总结

当您遇到可能已发生心脏骤停的儿童时，请按下列步骤评估急症并获取帮助：

- 确保现场是安全的。
- 轻拍并呼喊患者（检查患者有无反应）。
- 呼喊求助。
- 检查呼吸。
- 开始心肺复苏，拨打当地急救电话，如120，并取得自动体外除颤器。

根据特定环境和您掌握的资源，您有可能同时执行这些步骤中的几个步骤。例如，您可能要用自己的手机在免提模式下拨打当地急救电话，同时检查患者的呼吸。

确保现场是安全的

在评估患儿前，确保现场是安全的。检查附近是否有任何可能伤及到您的东西。如果您自己受伤了，也无法帮助别人。

在提供救治时，请注意周围是否有任何可对您或患儿造成危险的情况变化。

轻拍并呼喊患者
（检查患者有无反应）

轻拍并呼叫患儿，以确定患儿有无反应（图 45）。

俯身靠近患儿或者跪在他身旁。轻拍患儿肩部，问他怎么啦。

如果	就
患儿能够挪动、说话、眨眼，或者在您轻拍他时有反应。	• 说明他有反应。 • 询问他是否需要帮助。
患儿不能挪动、说话、眨眼，或者在您轻拍他时无回应。	• 说明他没有反应。 • 这时您应该呼喊求助，如果附近有人，他们就可以帮您。

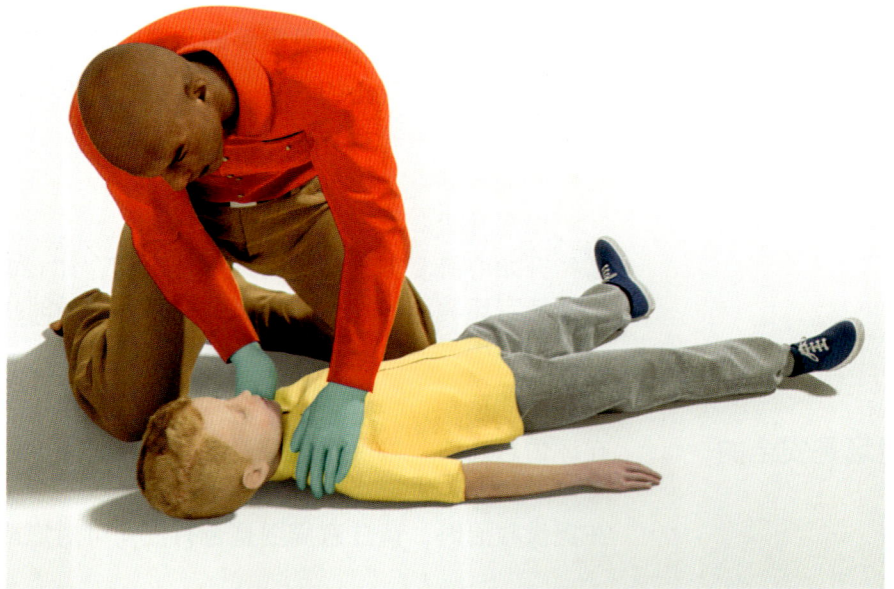

图 **45.** 轻拍并呼喊患儿（检查患者有无反应）。

呼喊求助

急症发生时，您越快意识到问题所在并获得他人的帮助，就越有利于心脏骤停患儿。当有更多的人援助时，您便可以对患儿提供更佳的救治。

若患儿没有反应，应大声呼喊求助（图 46）。如果您带有手机，请拨打您当地的急救电话并将电话置于扬声器模式。

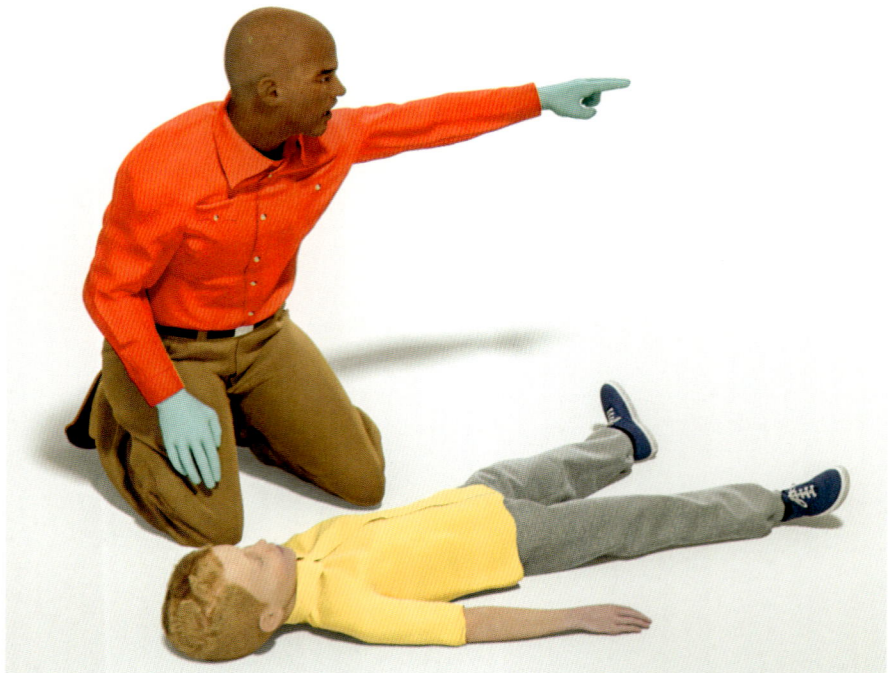

图 **46.** 呼喊求助。

检查呼吸

若患儿无反应，应检查呼吸（图 47）。

反复扫视患者头部到胸部至少 5 秒钟（但不超过 10 秒），观察患者胸部的起伏。如果患儿没有呼吸或者仅有濒死叹息样呼吸，表明他需要心肺复苏。（请参阅"拯救心脏 急救 心肺复苏 自动体外除颤器"课程的"术语和概念"部分，了解更多关于濒死叹息样呼吸的信息。）

如果	就
患儿无反应，但有呼吸。	• 该患儿不需要进行心肺复苏。 • 让他翻身侧卧（如果您认为他的颈部或背部没有受伤）。这有助于在患儿发生呕吐时保持气道通畅。 • 守在患儿身边，等待高级救护人员到来。
患儿无反应，并且没有呼吸或者仅有濒死叹息样呼吸。	• 该患儿需要进行心肺复苏。 • 确保患儿仰卧在坚固、平坦表面上。 • 叫人拨打当地急救电话，如120，或者将您自己的手机（或附近的电话）置于免提模式后，拨打120。 • 开始实施心肺复苏。以 30:2 的比例实施 5 组胸外按压和人工呼吸。 • 完成 5 组胸外按压和人工呼吸后，拨打 120 并取得自动体外除颤器（如果尚未有任何人做这些）。取得自动体外除颤器后，立即使用。

请记住

无反应
+
无呼吸或仅濒死叹息样呼吸

=

提供
心肺复苏

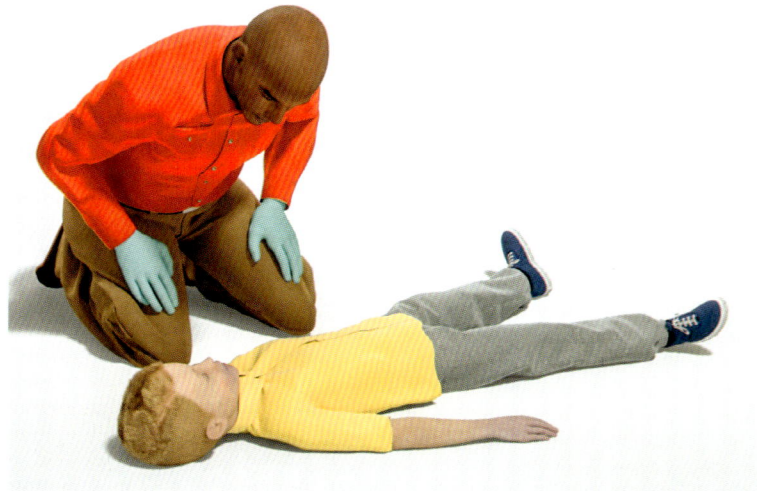

图 **47.** 检查呼吸。

开始心肺复苏，拨打当地急救电话，并取得自动体外除颤器。

如果有人过来帮忙并且有手机可以使用

- 在您开始实施心肺复苏时，让此人用手机拨打当地急救电话，如120，并将手机置于免提模式，再去取来自动体外除颤器。

如果有人过来帮忙并且没有手机可以使用

- 在您开始实施心肺复苏时，请让此人赶快去拨打当地急救电话，如120，并取得自动体外除颤器。

如果您独自一人并且有手机，或者附近有电话

- 在您开始实施心肺复苏时，请拨打当地急救电话，如120，并将电话置于免提模式。
- 以 30:2 的比例实施 5 组胸外按压和人工呼吸。
- 取来自动体外除颤器。
- 回到患儿身边，继续实施心肺复苏。

如果您是独自一人，并且没有手机

- 以 30:2 的比例实施 5 组胸外按压和人工呼吸。
- 赶快去拨打当地急救电话，如120 并取得自动体外除颤器。
- 回到患儿身边，继续实施心肺复苏。

按照调度员的指示

在急救中心调度员告诉您挂断电话前，请一直保持通话状态。回答调度员的问题不会延迟救援人员的抵达时间。

调度员会向您了解有关急症的情况——您目前所在的位置以及发生了什么。调度员可提供有助于您实施急救的指示，如告诉您如何实施心肺复苏和使用自动体外除颤器，以及如何提供急救。

所以说，在拨通急救电话后将手机置于免提模式非常重要，这便于调度员和心肺复苏提供者之间相互交流。

在您没有把握时应如何做

如果您认为需要对患儿进行心肺复苏但又不太确定，这时应给予心肺复苏，因为您可能因此挽救一条生命。如果患儿未发生心脏骤停，即便给予心肺复苏也不大可能造成伤害。

在是否为患儿给予心肺复苏的问题上，最好秉承"宁可给不需要心肺复苏的人给予心肺复苏，以避免真正需要心肺复苏的患者没有得到心肺复苏"的原则。

总结　　下面总结了当遇到伤病儿童时，应如何评估急症并获得帮助：

□ 确保现场是安全的。

□ 轻拍并呼喊患者 (检查患者有无反应)。
- 如果患儿有反应, 请询问他是否需要帮助。
- 如果患儿无反应, 请执行下一步操作。

□ 呼喊求助。

□ 检查呼吸。
- 如果患儿有呼吸, 请守在患儿身边, 直到高级救护人员到来。
- 如果患儿没有呼吸或者仅有濒死叹息样呼吸, 请开始实施心肺复苏并使用自动体外除颤器。请参阅以下步骤。

开始心肺复苏, 拨打当地急救电话并取得自动体外除颤器。

□ 确保患儿仰卧在坚固、平坦表面上。

□ 迅速除去患者的衣服, 以免影响操作。

□ 开始心肺复苏, 拨打当地急救电话, 如120, 并取得自动体外除颤器。

如果有人过来帮忙并且有手机可以使用
- 在您开始实施 心肺复苏 时, 让此人用手机拨打120, 并将手机置于免提模式, 再去取来 自动体外除颤器。

如果有人过来帮忙并且没有手机可以使用
- 在您开始实施心肺复苏时, 请让此人赶快去拨打120 并取得自动体外除颤器。

如果您独自一人并且有手机, 或者附近有电话
- 在您开始实施心肺复苏时, 请拨打120, 并将电话置于免提模式。
- 以 30:2 的比例实施 5 组胸外按压和人工呼吸。
- 取来自动体外除颤器。
- 回到患儿身边, 继续实施心肺复苏。

如果您是独自一人, 并且没有手机
- 以 30:2 的比例实施 5 组胸外按压和人工呼吸。
- 赶快去拨打 120 并取得自动体外除颤器。
- 回到患儿身边, 继续实施心肺复苏。

□ 继续提供心肺复苏并使用自动体外除颤器, 直到
- 可与您轮换提供心肺复苏的其他人到来
- 患儿开始挪动身体、说话、眨眼或者作出其他反应
- 接受过更高级培训的人员到来并接手

实施高质量心肺复苏

学习实施高质量心肺复苏非常重要。心肺复苏质量越高，患者存活率越高。

心肺复苏技能

心肺复苏涉及 2 种主要技能：

- 胸外按压
- 人工呼吸

在本小节中，您将学习如何对发生心脏骤停的儿童运用这些技能。

胸外按压

按压是快速、用力下压胸部的动作。当儿童的心脏停止跳动时，血液会停止输送到全身。当您按压胸部时，可将血液泵送到大脑和心脏。

要进行高质量按压，请确保

- 提供足够深度的按压
- 提供足够速率的按压
- 每次按压后，让胸部恢复到正常位置
- 即便是在人工呼吸时，按压中断的时间也不要超过 10 秒

按压深度对于实施高质量心肺复苏非常重要。您需要足够用力地按压患者胸部，才能泵出血液将其输送到患者全身。用力过度总比用力不足要好。人们通常害怕因实施按压而给患儿造成损伤，其实这一般不大可能发生。

按压技术

在为儿童提供胸外按压时，请用单手（图 48）。如果您用单手不能至少按下患儿胸部厚度的三分之一（或约 5 厘米），则可用双手按压胸部（图 49）。

这里介绍了如何在心肺复苏期间为儿童提供胸外按压：

如何在心肺复苏期间为儿童提供胸外按压

☐ 确保患儿仰卧在坚固、平坦表面上。

☐ 迅速除去患者的衣服，以免影响操作。

☐ 用 1 只手或双手给予按压。

- **单手按压法**：将一只手的掌根放在患者胸部中央（胸骨下半部）。

- **双手按压法**：将一只手的掌根放在患者胸部中央（胸骨下半部）。将您的另一只手叠放在第一只手上方。

☐ 垂直向下至少按压胸部厚度的三分之一，或约 5 厘米。

☐ 以每分钟 100 到 120 次的速率按压。大声计数按压次数。

☐ 每次按压后，让胸部恢复到正常位置。

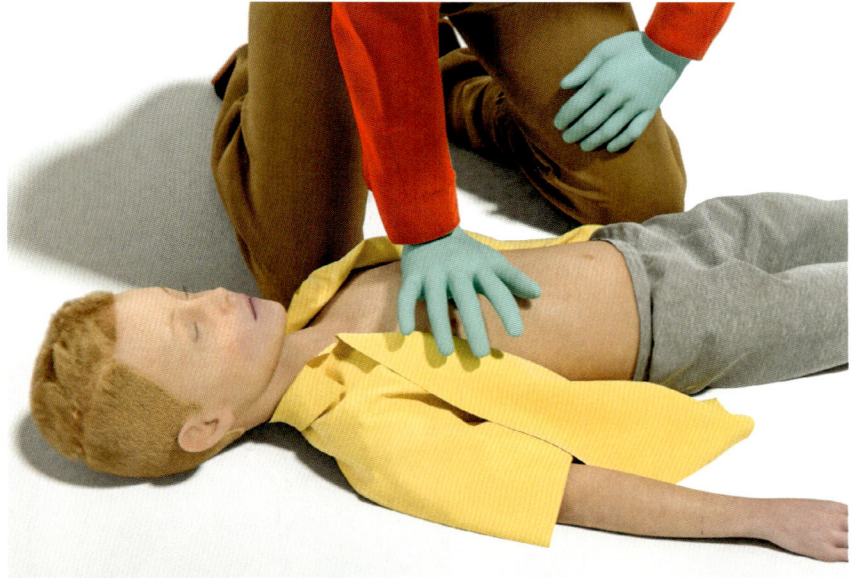

图 **48.** 用单手为儿童给予胸外按压。

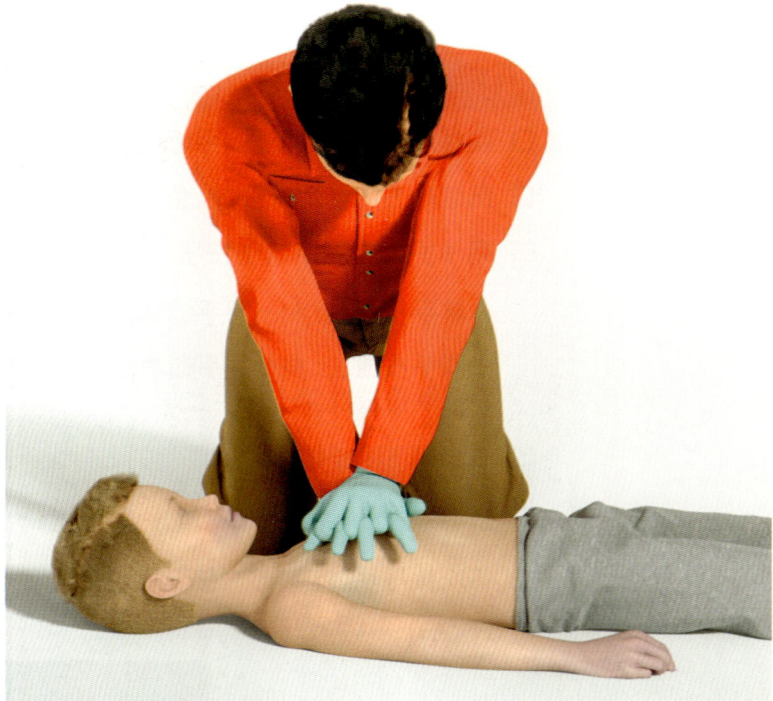

图 49. 用双手为儿童给予胸外按压。

轮换施救者以防止疲劳　实施正确的胸外按压是很辛苦的工作。您在按压时越疲劳，按压的效果越差。

如果有其他人会做心肺复苏，那么你们可以轮换实施心肺复苏（图 50）。施救者大约每隔 2 分钟轮换一次，如果您感到疲劳，也可更早地轮换，轮换时应动作迅速，以尽量缩短按压中断的时间。

提醒其他施救者按照标明为"如何在心肺复苏期间为儿童提供胸外按压"的方框中的指示实施高质量心肺复苏。

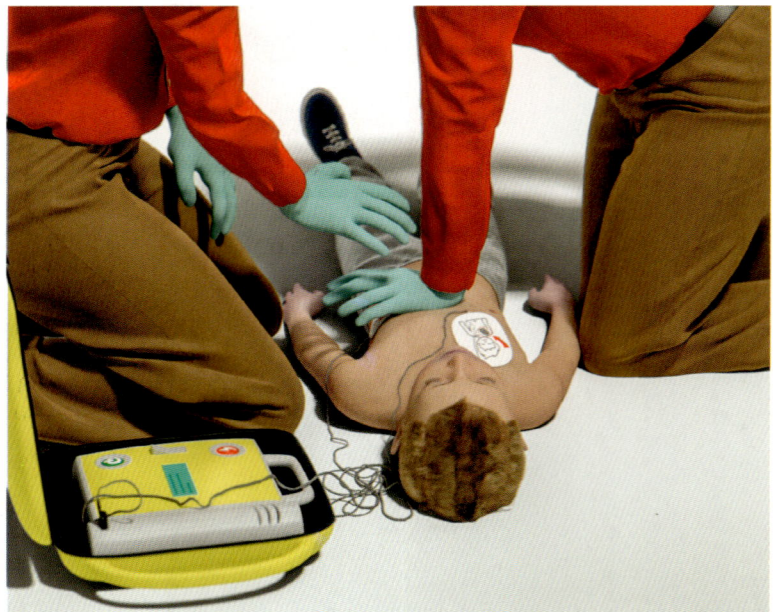

图 50. 施救者大约每隔 2 分钟轮换一次，以防止疲劳。

人工呼吸

第 2 种心肺复苏技能是人工呼吸。在实施每组 30 次按压后，您需要给予 2 次人工呼吸。人工呼吸时，可使用或不使用如便携面罩或人工呼吸面膜等防护装置。

人工呼吸时，需达到可见胸部隆起。当您可以看到胸部隆起时，说明您给予了一次有效的人工呼吸。

开放气道

在人工呼吸前，应开放气道（图 51）。这可以使舌根从咽喉后部抬起，从而确保您给予的呼吸可将空气送入患者肺部。

按照以下步骤开放气道：

如何开放气道
☐ 一只手放在前额，另一只手的手指放在下颌的骨性部分（图 51）。
☐ 使头部后仰并抬起下颌。

避免按压颈部或下颌下面的柔软部分，因为这可能会阻塞气道。

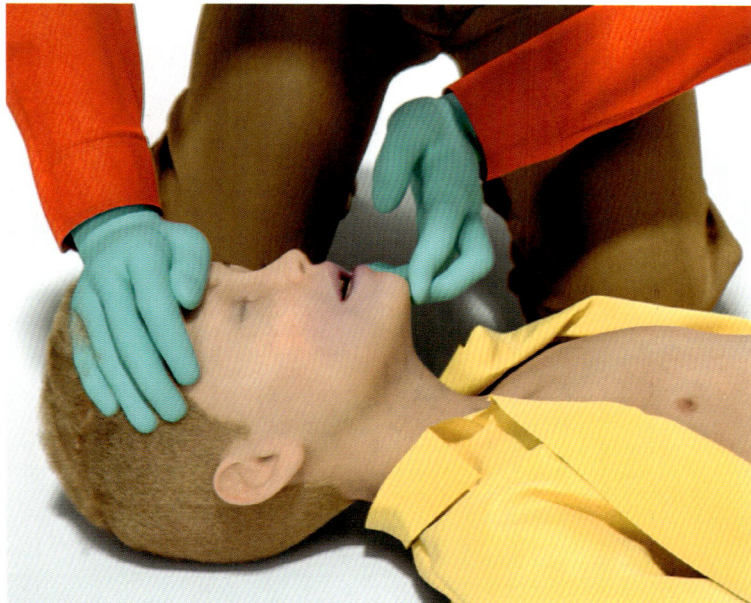

图 51. 使头部后仰并抬起下颌，以开放气道。

不使用便携面罩给予人工呼吸

即便您选择在不使用防护装置的情况下为某人给予人工呼吸，这通常也是相当安全的，因为这样做使您感染疾病的几率很小。

每次人工呼吸时，应观察患儿胸部是否开始隆起。对于年龄较小的患儿，不必吹入与年龄较大儿童相等的气量。事实上，观察患儿胸部是否开始隆起，是确定您给予的人工呼吸是否有效的最佳方法。

按照以下步骤，在不使用便携面罩人工呼吸面膜的情况下人工呼吸（图 52）。

如何给予人工呼吸（不使用面罩）
☐ 在保持气道开放的同时，用拇指和手指捏住患者的鼻子。
☐ 正常呼吸一次。用您的嘴将患儿的嘴包住。
☐ 给予 2 次人工呼吸（每次吹气 1 秒）。每次人工呼吸时，观察患者的胸部是否开始隆起。
☐ 按压中断的时间也不要超过 10 秒。

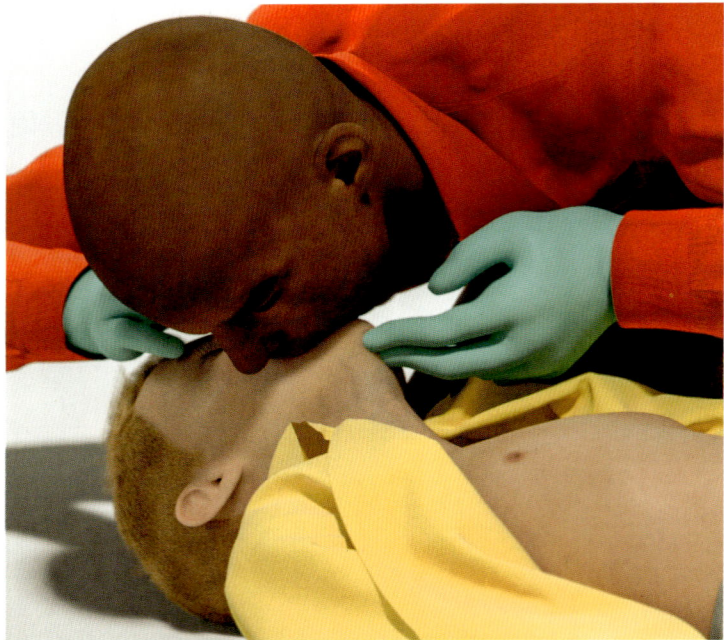

图 52. 用您的嘴将患儿的嘴包住。

如果胸部未隆起，应该怎么做

您需要练习才能正确给予人工呼吸。如果您在给某人人工呼吸后胸部未隆起，请进行以下操作：

- 将头部重新置于正常位置。
- 使头部后仰并抬起下颌，以开放气道。
- 然后，再给予一次人工呼吸。确保胸部隆起。

尽量减少胸外按压的中断

如果您未能在 10 秒内给予 2 次有效的人工呼吸，请重新快速用力按压胸部。每次完成 30 次按压，再尝试人工呼吸。

按压中断的时间不要超过 10 秒。

使用便携面罩

人工呼吸时，可使用或不使用便携面罩等防护装置。防护装置由塑料制成，适用于覆盖患者的口鼻（图 53）。它们可保护施救者不受血液、呕吐物或疾病感染。您的导师可能会谈及可在人工呼吸时使用的其他类型的防护装置，如人工呼吸面膜等。

如果您在工作场所，您的雇主可能会提供可在心肺复苏 期间使用的个人防护设备，包括便携面罩或人工呼吸面膜等。

便携面罩的种类繁多，也有不同的尺寸供成人、儿童和婴儿使用。因此，务必使用正确的尺寸。您可能需要提前将便携面罩组装好，以作备用。

使用便携面罩给予人工呼吸

按照以下步骤，使用便携面罩给予人工呼吸（图 53）：

如何使用便携面罩给予人工呼吸

☐ 用面罩覆盖患儿的口鼻。
- 如果面罩一端较窄，请将较窄的一端置于鼻梁上；使较宽的一端覆盖患者的嘴。

☐ 向患儿面部压紧面罩时使其头部后仰并抬起下颏。在您抬起下颏以保持气道开放时，必须使患儿面部与面罩之间紧密贴合。

☐ 给予 2 次人工呼吸（每次吹气 1 秒）。每次人工呼吸时，观察患者的胸部是否开始隆起。

☐ 按压中断的时间也不要超过 10 秒。

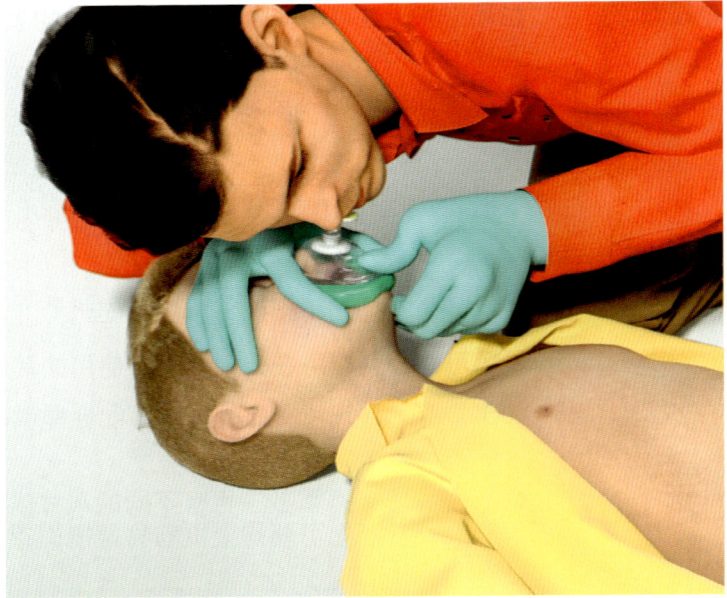

图 53. 使用便携面罩给予人工呼吸。

以 30:2 的比例给予胸外按压和人工呼吸

在提供心肺复苏时，以 30:2 的比例给予胸外按压和人工呼吸。

如何为儿童给予胸外按压和人工呼吸

☐ 确保患儿仰卧在坚固、平坦表面上。

☐ 迅速除去患者的衣服，以免影响操作。

☐ 给予 30 次胸外按压。
- 用单手或双手给予按压。
- **单手按压法:** 将一只手的掌根放在患者胸部中央（胸骨下半部）。
- **双手按压法:** 将一只手的掌根放在患者胸部中央（胸骨下半部）。将您的另一只手叠放在第一只手上方。
- 垂直向下至少按压胸部厚度的三分之一，或约 5 厘米。
- 以每分钟 100 到 120 次的速率按压。大声计数按压次数。
- 每次按压后，让胸部恢复到正常位置。

☐ 在完成 30 次按压后，给予 2 次人工呼吸。
- 开放气道，然后给予 2 次人工呼吸（每次吹气 1 秒）。每次人工呼吸时，观察患者的胸部是否开始隆起。
- 按压中断的时间也不要超过 10 秒。

使用自动体外除颤器

心肺复苏与自动体外除颤器结合使用，能为挽救生命提供最佳的可能性。可能的情况下，请在每次实施心肺复苏时都使用自动体外除颤器。

自动体外除颤器可用于儿童和婴儿，也可用于成人。

- 有些自动体外除颤器可在使用儿童电极片或儿童电缆键或切换为儿童模式的情况下，对儿童或婴儿发送较小的电击能量。
- 如果自动体外除颤器可发送较小的电击能量，请对婴儿和 8 岁以下的儿童使用。
- 如果自动体外除颤器无法发送儿童电击能量，对于婴儿和 8 岁以下的儿童，您也可以使用成人电极片给予成人电击能量。

自动体外除颤器操作安全、准确且使用方便。开启自动体外除颤器的电源后，请立即按照提示操作。自动体外除颤器将分析患者是否需要电击，如果需要，将自动给予一次电击或在需要给予电击时提示您。

开启自动体外除颤的电源

要使用自动体外除颤器，请按"开启"按钮或掀开盖子以开启自动体外除颤器的电源（图 54）。开启自动体外除颤器的电源后，您会马上听到提示，由此得知您需要执行的所有操作。

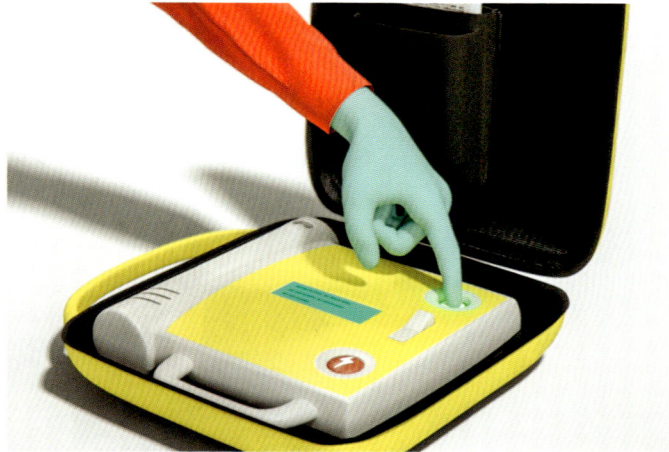

图 **54.** 开启自动体外除颤器的电源。

粘贴电极片

许多自动体外除颤器带有成人电极片和儿童电极片电缆系统或者适用于儿童和婴儿的电极片电缆按键。

- 如果是 8 岁以下的儿童或婴儿，请使用儿童电极片。如果没有儿童电极片，则使用成人电极片。
- 如果是 8 岁或 8 岁以上的儿童，则使用成人电极片。

在放置电极片前，迅速扫视患儿，以检查是否存在可能需要执行其他步骤的任何特殊情况。请见下文"特殊情况"。

撕去电极片贴膜。按照电极片或电极片包装上的图示放置电极片。将电极片粘贴到患儿裸露的胸部（图 55）。

111

当您将电极片置于胸部时，请确保电极片之间没有相互接触。如果患儿的胸部较小，电极片可能重叠。这种情况下，您可能需要将一个电极片置于患儿胸部，另一个置于背部。

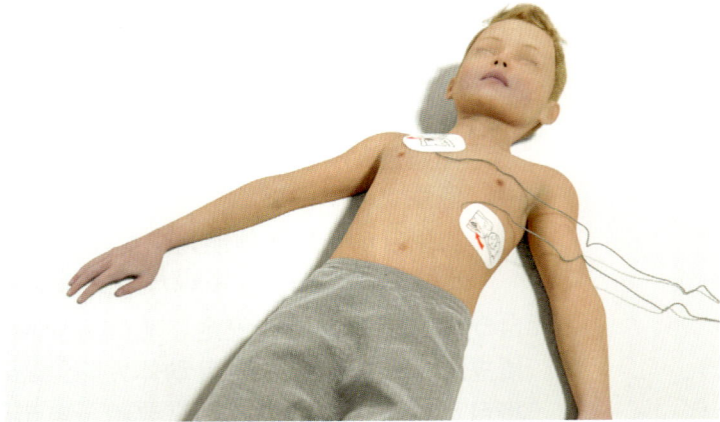

图 55. 按照电极片上的图示，将电极片置于患儿相应的身体部位。

如果建议电击，请离开患儿

让自动体外除颤器分析心律。如果自动体外除颤器建议电击，它将告诉您离开患儿。这时，应大声说，"离开"。在按下"电击"按钮前，确保没有人正在接触患儿（图 56）。

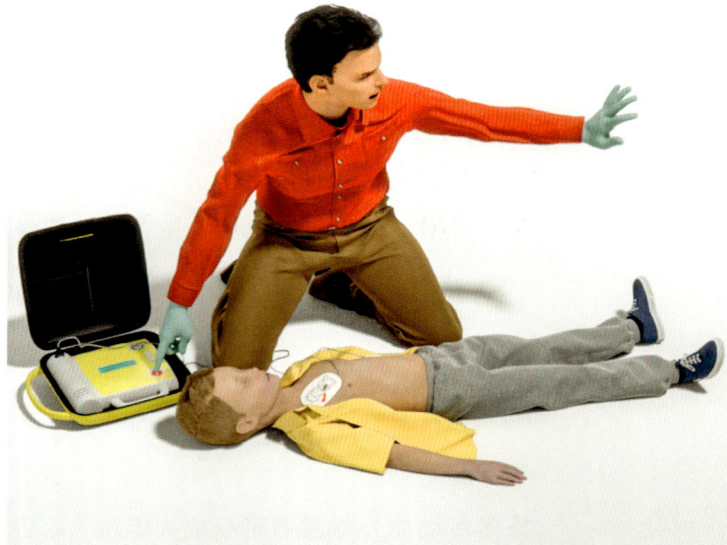

图 56. 在按下"电击"按钮前，确保没有人正在接触患儿。

对患儿使用自动体外除颤器的步骤

如有可能应该尽早使用自动体外除颤器。下面是对儿童使用自动体外除颤器的步骤：

如何对儿童使用自动体外除颤器

☐ 开启自动体外除颤器的电源，然后按照提示操作。
- 按"开启"按钮或掀开盖子，以开启自动体外除颤器的电源（图 54）。
- 按提示操作，这些提示将告诉您需要进行的所有操作。

☐ 粘贴电极片。
- 如果是 8 岁以下的儿童，请使用儿童电极片。如果没有儿童电极片，则使用成人电极片。
- 如果是 8 岁或 8 岁以上的儿童，则使用成人电极片。
- 撕去电极片贴膜。
- 按照电极片上的图示，将电极片贴于患儿裸露的胸部（图 55）。确保电极片之间互不接触。

☐ 让自动体外除颤器执行分析。
- 大声说，"离开"，确保没有人正在接触患儿。
- 自动体外除颤器将开始分析心律。
- 如无需电击，请继续给予心肺复苏。

☐ 根据需要实施电击（图 56）。
- 大声说，"离开"，确保没有人正在接触患儿。
- 按下"电击"按钮。
- 立即继续心肺复苏。

特殊情况

在放置自动体外除颤器电极片之前，您需要考虑一些特殊情况。您可能会遇到患儿身上有药物贴片或其他装置的情况，虽然这种情况不太常见，但是这会影响自动体外除颤器电极片的放置。

在粘贴电极片之前，快速扫视患儿，确定是否存在以下任何一种情况：

如果患者...	就
躺在水中	• 快速将患者移至干燥区。
躺在雪地里或小水坑中	• 您可以使用自动体外除颤器（患者胸部不必完全干燥）。 • 如果患者胸部沾满水或汗液，请在粘贴电极片前快速擦拭胸部。
胸部有水	• 在粘贴电极片之前，快速将胸部擦干。
患者已植入除颤器或起搏器	• 不要直接将自动体外除颤器电极片置于植入装置上。 • 遵循自动体外除颤器操作的正常步骤。

（续）

（续）

| 在您需要放置自动体外除颤器电极片的位置有药物贴片 | • 不要直接将自动体外除颤器电极片置于药物贴片上。
• 使用防护手套。
• 撕掉药物贴片。
• 将该部位擦拭干净。
• 粘贴自动体外除颤器电极片。 |

继续提供心肺复苏并使用自动体外除颤器

自动体外除颤器给予电击后，立即继续胸外按压。继续按照自动体外除颤器引导施救的提示操作。

给予心肺复苏并使用自动体外除颤器，直到

■ 可与您轮换提供心肺复苏的其他人到来

■ 患儿开始挪动身体、说话、眨眼或者作出其他反应

■ 接受过更高级培训的人员到来

完整流程：
儿童高质量心肺复苏及自动体外除颤器总结

儿童通常有健康的心脏。儿童心脏停止跳动通常是因为不能呼吸或呼吸困难。因此，对儿童同时给予人工呼吸和胸外按压非常重要。

胸外按压对输送血流也非常重要，因此是心肺复苏的核心环节。在人工呼吸时，中断胸外按压的时间不要超过 10 秒。

评估并获得援助
☐ 确保现场是安全的。
☐ 轻拍并呼喊患者（检查患者有无反应）。 　• 如果患儿*有反应*，请询问他是否需要帮助。 　• 如果患儿*无反应*，请执行下一步操作。
☐ 呼喊求助。
☐ 检查呼吸。 　• 如果患儿有呼吸，请守在患儿身边，直到高级救护人员到来。 　• 如果患儿没有呼吸或者仅有濒死叹息样呼吸，请开始实施心肺复苏并使用自动体外除颤器。请参阅以下步骤。

☐ 开始心肺复苏，拨打 120 并取得自动体外除颤器。

如果有人过来帮忙并且有手机可以使用

- 在您开始实施心肺复苏 时，让此人用手机拨打 120，并将手机置于免提模式，再去取来自动体外除颤器。

如果有人过来帮忙并且没有手机可以使用

- 在您开始实施心肺复苏时，请让此人赶快去拨打 120 并取得 自动体外除颤器。

如果您独自一人并且有手机，或者附近有电话

- 在您开始实施心肺复苏时，请拨打 120，并将电话置于免提模式。
- 以 30:2 的比例实施 5 组胸外按压和人工呼吸。
- 取来自动体外除颤器。
- 回到患儿身边，继续实施心肺复苏。

如果您是独自一人，并且没有手机

- 以 30:2 的比例实施 5 组胸外按压和人工呼吸。
- 然后，赶快去拨打 120 并取来自动体外除颤器。
- 回到患儿身边，继续实施心肺复苏。

提供高质量心肺复苏

在提供心肺复苏时，以 30:2 的比例实施胸外按压和人工呼吸。

☐ 确保患儿仰卧在坚固、平坦表面上。

☐ 迅速除去患儿的衣服，以免影响操作。

☐ 给予 30 次胸外按压。
- 用单手或双手给予按压。
  - **单手按压法：** 将一只手的掌根放在患儿胸部中央（胸骨下半部）。
  - **双手按压法：** 将一只手的掌根放在患儿胸部中央（胸骨下半部）。将您的另一只手叠放在第一只手上方。
- 垂直向下至少按压胸部厚度的三分之一，或约 5 厘米。
- 以每分钟 100 到 120 次的速率按压。大声计数按压次数。
- 每次按压后，让胸部恢复到正常位置。

☐ 在完成 30 次按压后，给予 2 次人工呼吸。
- 开放气道，然后给予 2 次人工呼吸（每次吹气 1 秒）。每次人工呼吸时，观察患儿的胸部是否开始隆起。
- 按压中断的时间不要超过 10 秒。

（续）

（续）

☐ 获得自动体外除颤器后，应尽快使用。
- 开启自动体外除颤器的电源，然后按照提示操作。
- 粘贴电极片。
  - 如果是 8 岁以下的儿童，请使用儿童电极片。如果没有儿童电极片，则使用成人电极片。
  - 如果是 8 岁或 8 岁以上的儿童，则使用成人电极片。
- 让自动体外除颤器执行分析。
- 确保没有任何人接触患儿，并按照提示实施电击。

☐ 给予心肺复苏并使用自动体外除颤器，直到
- 可与您轮换提供心肺复苏的其他人到来
- 患儿开始挪动身体、说话、眨眼或者作出其他反应
- 接受过更高级培训的人员到来接手

婴儿心肺复苏

学习内容

在本小节中，您将学习何时需要给予心肺复苏、如何为婴儿实施心肺复苏以及如何使用自动体外除颤器。

婴儿的定义

在本课程中，婴儿是指一月龄到一周岁之间以下

婴儿心肺复苏与儿童心肺复苏之间的区别

由于婴儿体型非常小，因此在给婴儿、儿童和成人实施的心肺复苏之间存在一定差别。为婴儿提供胸外按压时，只需用一只手的两根手指，对儿童按压需要用单手或双手，对成人则需用双手。

另外，对于婴儿，应以每分钟 100 到 120 次的速率按压大约 4 厘米深度。

涵盖的主题

- 评估患儿并拨打当地急救电话，如120
- 实施高质量心肺复苏
- 使用自动体外除颤器
- 完整流程：婴儿高质量心肺复苏总结

当您遇到可能发生了心脏骤停的婴儿时，请按照下列步骤评估急症并获取帮助：

- 确保现场是安全的。
- 轻拍并呼喊患儿（检查患儿有无反应）。
- 呼喊求助。
- 检查呼吸。
- 开始心肺复苏，拨打当地急救电话，如120，并取得自动体外除颤器。

根据特定环境和您掌握的资源，您有可能同时执行这些步骤中的几个步骤。例如，您可以用自己的手机在免提模式下拨打 120，同时检查患儿的呼吸。

确保现场是安全的

在评估婴儿前，确保现场是安全的。检查附近是否有任何可能伤及到您的东西。如果您自己受伤了，也无法帮助别人。

在提供救治时，请注意周围是否有任何可对您或婴儿造成危险的情况变化。

轻拍并呼喊患儿（检查患儿有无反应）

轻拍并呼喊婴儿，以确定婴儿有无反应（图 57）。

轻拍婴儿的足底，并大声叫他的名字。

如果	就
婴儿挪动身体、啼哭、眨眼，或者在您轻拍他时有反应。	• 说明他有*反应*；继续进行急救救治。
婴儿不动，不哭、不眨眼，或者在您轻拍他时无回应。	• 说明他没有*反应*。 • 这时您应该呼喊求助，如果附近有人，他们就可以帮您。

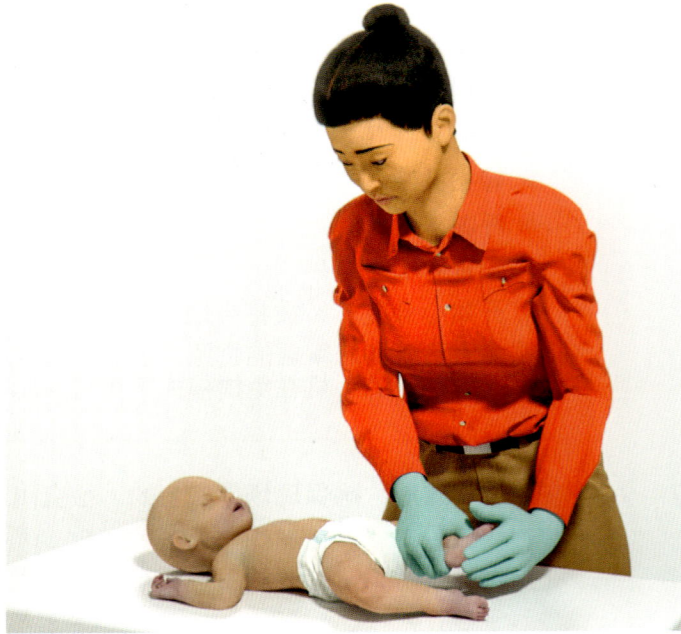

图 **57.** 轻拍并呼喊患儿（检查患儿有无反应）。

呼喊求助

急症发生时，您越快意识到问题所在并获得他人的帮助，就越有利于发生心脏骤停的婴儿。当有更多的人援助时，您便可以对婴儿提供更佳的救治。

若婴儿没有反应，应大声呼喊求助（图 58）。如果您带有手机，请拨打您当地的急救电话并将电话置于扬声器模式。

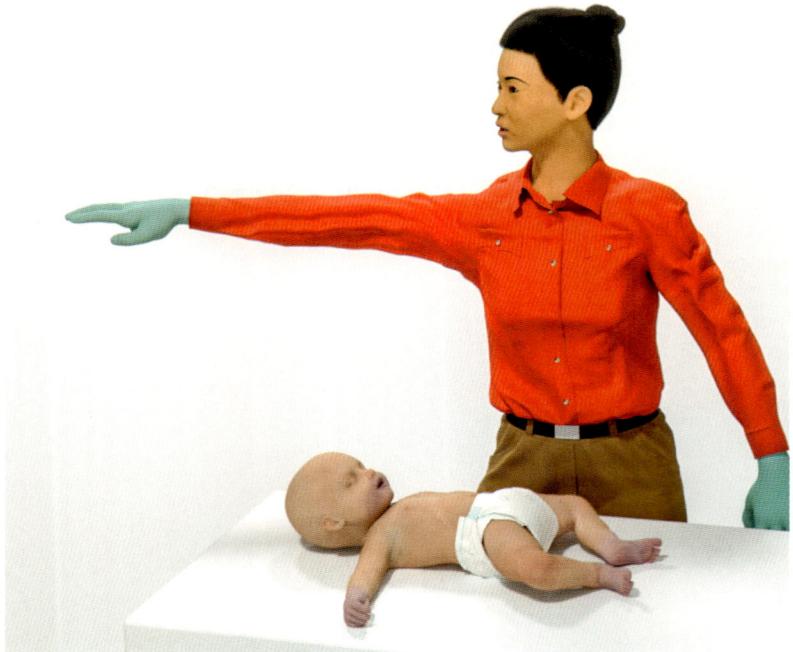

图 **58.** 呼喊求助。

检查呼吸

若婴儿无反应，应检查呼吸（图 59）。

反复扫视患者头部到胸部至少 5 秒钟（但不超过 10 秒），观察患者胸部的起伏。如果婴儿没有呼吸或者只仅有濒死叹息样呼吸，则需实施心肺复苏。（请参阅"拯救心脏 急救 心肺复苏 自动体外除颤器"课程的"术语和概念"部分，了解更多关于濒死叹息样呼吸的信息。）

如果	就
婴儿无反应，但有呼吸。	• 说明该婴儿不需要进行心肺复苏。 • 让他翻身侧卧（如果您认为他的颈部或背部没有受伤）。这有助于在婴儿发生呕吐时保持气道通畅。 • 守在婴儿身边，等待高级救护人员到来。
婴儿无反应，并且没有呼吸或者仅有濒死叹息样呼吸。	• 说明该婴儿需要进行心肺复苏。 • 确保婴儿仰卧在坚固、平坦表面上。 • 叫人拨打当地急救电话，如120，或者将您自己的手机（或附近的电话）置于免提模式后，拨打120。 • 开始实施心肺复苏。以 30:2 的比例实施 5 组胸外按压和人工呼吸。 • 完成 5 组胸外按压和人工呼吸后，拨打120并取得自动体外除颤器（如果尚未有任何人做这些事情）。取得自动体外除颤器后，立即使用。

请记住

无反应
+
无呼吸或仅濒死叹息样呼吸

=

提供
心肺复苏

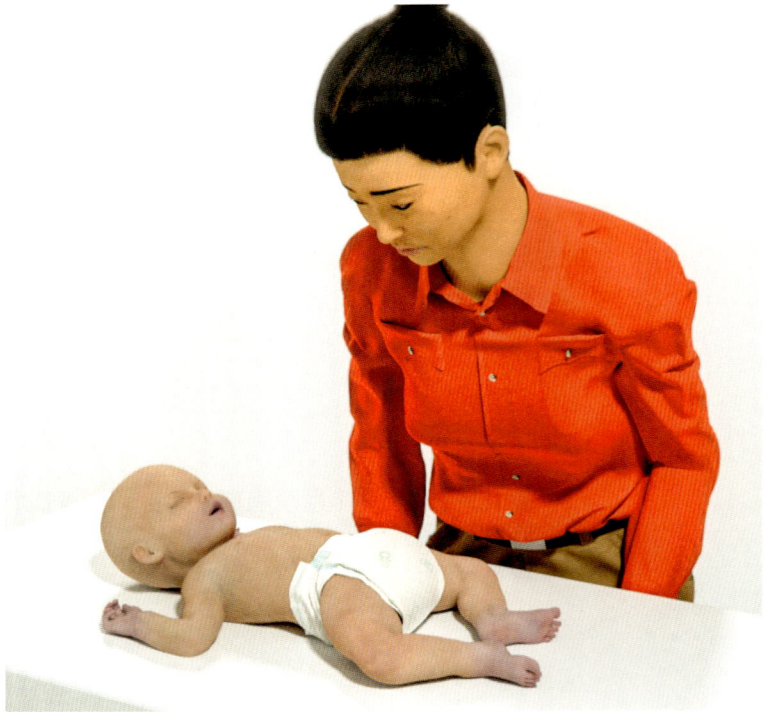

图 59. 检查呼吸。

开始心肺复苏，拨打当地急救电话，如120，并取得自动体外除颤器。

如果有人过来帮忙并且有手机可以使用

- 在您开始实施心肺复苏时，让此人用手机拨打当地急救电话，如120，并将手机置于免提模式，再去取来自动体外除颤器。

如果有人过来帮忙并且没有手机可以使用

- 在您开始实施心肺复苏时，请让此人赶快去拨打当地急救电话，如120 并取得自动体外除颤器。

如果您独自一人并且有手机，或者附近有电话

- 在您开始实施心肺复苏时，请拨打当地急救电话，如120，并将电话置于免提模式。
- 以 30:2 的比例实施 5 组胸外按压和人工呼吸。
- 取来自动体外除颤器。*
- 回到婴儿身边，继续实施心肺复苏。

如果您是独自一人，并且没有手机

- 以 30:2 的比例实施 5 组胸外按压和人工呼吸。
- 赶快去拨打当地急救电话，如120 并取来自动体外除颤器。*
- 回到婴儿身边，继续实施心肺复苏。

*如果婴儿未受伤并且您是独自一人，在以 30:2 的比例实施 5 组胸外按压和人工呼吸后，可抱着婴儿去拨打当地急救电话，如120 并取得自动体外除颤器（图 60）。

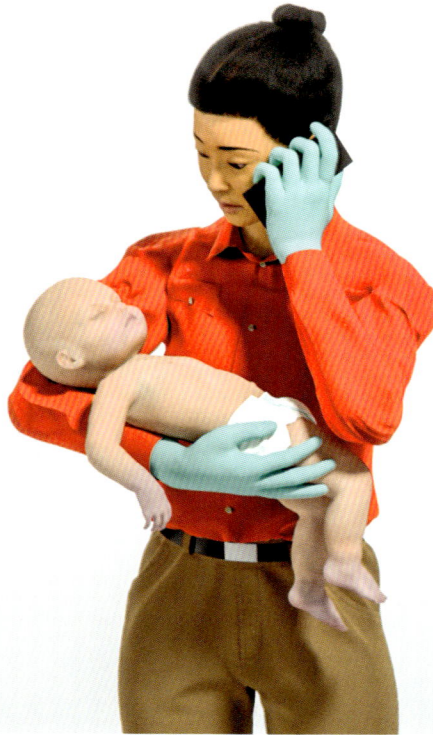

图 60. 您可以抱着婴儿去拨打当地急救电话，如120，并取得自动体外除颤器。

按照调度员的指示

在急救调度员告诉您挂断电话前，请一直保持通话状态。回答调度员的问题并不会延迟救援人员的抵达时间。

调度员会向您了解有关急症的情况——您目前所在的位置以及发生了什么。调度员可提供有助于您实施急救的指示，如告诉您如何实施心肺复苏和使用自动体外除颤器，以及如何提供急救。

所以说，在拨通当地急救电话后将手机置于免提模式非常重要，这便于调度员和心肺复苏提供者之间相互交流。

在您没有把握时应如何做

如果您认为需要对婴儿进行心肺复苏但又不太确定，这时应给予心肺复苏，因为您可能因此挽救一条生命。如果婴儿未发生心脏骤停，即便给予心肺复苏也不大可能造成伤害。

在是否为婴儿给予心肺复苏的问题上，最好秉承"宁可给不需要心肺复苏的人给予心肺复苏，以避免真正需要心肺复苏的患者没有得到心肺复苏"的原则。

下面总结了当遇到患病或遭受外伤的婴儿时，应如何评估急症并获得帮助：

评估并获得援助

☐ 确保现场是安全的。

☐ 轻拍并呼喊患儿（检查患儿有无反应）。
- *如果婴儿有反应，应继续进行急救救治。*
- *如果婴儿无反应，请执行下一步操作。*

☐ 呼喊求助。

☐ 检查呼吸。
- 如果婴儿有呼吸，请守在婴儿身边，直到高级救护人员到来。
- 如果婴儿没有呼吸或者仅有濒死叹息样呼吸，请开始实施心肺复苏并使用自动体外除颤器。请参阅以下步骤。

开始心肺复苏，拨打当地急救电话，如**120**，并取得自动体外除颤器。
在提供心肺复苏时，以 30:2 的比例实施胸外按压和人工呼吸。

☐ 确保婴儿仰卧在坚固、平坦表面上。

☐ 迅速除去患儿的衣服，以免影响操作。

☐ 开始心肺复苏，拨打当地急救电话，如120 并取得自动体外除颤器。

如果有人过来帮忙并且有手机可以使用
- 在您开始实施心肺复苏时，让此人用手机拨打当地急救电话，如120，并将手机置于免提模式，再去取来自动体外除颤器。

如果有人过来帮忙并且没有手机可以使用
- 在您开始实施心肺复苏时，请让此人赶快去拨打 120 并取得自动体外除颤器。

如果您独自一人并且有手机，或者附近有电话
- 在您开始实施心肺复苏时，请拨打当地急救电话，如120，并将电话置于免提模式。
- 以 30:2 的比例实施 5 组胸外按压和人工呼吸。
- 取来 自动体外除颤器。[*]
- 回到婴儿身边，继续实施心肺复苏。

如果您是独自一人，并且没有手机
- 以 30:2 的比例实施 5 组胸外按压和人工呼吸。
- 赶快去拨打当地急救电话，如120 并取来自动体外除颤器。[*]
- 回到婴儿身边，继续实施心肺复苏。

[*]如果婴儿未受伤并且您是独自一人，在以 30:2 的比例实施 5 组胸外按压和人工呼吸后，可抱着婴儿去拨打当地急救电话，如120 并取得自动体外除颤器。

（续）

（续）

☐ 继续提供心肺复苏并使用自动体外除颤器，直到
  • 可与您轮换提供心肺复苏的其他人到来
  • 婴儿开始挪动身体、啼哭、眨眼或者作出其他反应
  • 接受过更高级培训的人员到来并接手

实施高质量心肺复苏

学习如何实施高质量心肺复苏的重要性。心肺复苏质量越高，患者存活率越高。

心肺复苏技能

心肺复苏涉及 2 种主要技能：

■ 胸外按压

■ 人工呼吸

在本小节中，您将学习如何对发生心脏骤停的婴儿运用这些技能。

胸外按压

胸外按压是快速、用力下压胸部的动作。当婴儿的心脏停止跳动时，血液会停止输送到全身。当您按压胸部时，可将血液泵送到大脑和心脏。

相较于儿童和成人，快速用力地提供胸外按压对于婴儿同等重要。

胸外按压是心肺复苏的最重要环节。要进行高质量心肺复苏，请确保

■ 提供足够深度的按压

■ 提供足够速率的按压

■ 每次按压后，让胸部恢复到正常位置

■ 即便是在人工呼吸时，按压中断的时间也不要超过 10 秒

按压深度对于实施高质量心肺复苏非常重要。您需要足够用力地按压患儿胸部，才能泵出血液将其输送到患者全身。用力过度总比用力不足要好。人们通常害怕实施胸外按压可能会对婴儿造成损伤，其实这种可能性并不大。

按压技术

婴儿心肺复苏的重要不同在于您在进行按压时只需使用 2 根手指。请见图 61，观察您的手指在婴儿胸部的正确放置。将 1 只手的 2 根手指放在婴儿胸部中央，乳头连线正下方。垂直向下至少按压胸部厚度的三分之一，或约 4 厘米。

这里介绍了如何在心肺复苏过程中为婴儿提供胸外按压：

如何在心肺复苏过程中为婴儿提供胸外按压

☐ 确保婴儿仰卧在坚固、平坦表面上。

☐ 迅速除去患儿的衣服，以免影响操作。

☐ 用 1 只手的 2 根手指进行胸外按压。将手指放在胸骨上，乳头连线正下方（图 61）。

☐ 垂直向下至少按压胸部厚度的三分之一，或约 4 厘米。

☐ 以每分钟 100 到 120 次的速率按压。大声计数按压次数。

☐ 每次按压后，让胸部恢复到正常位置。

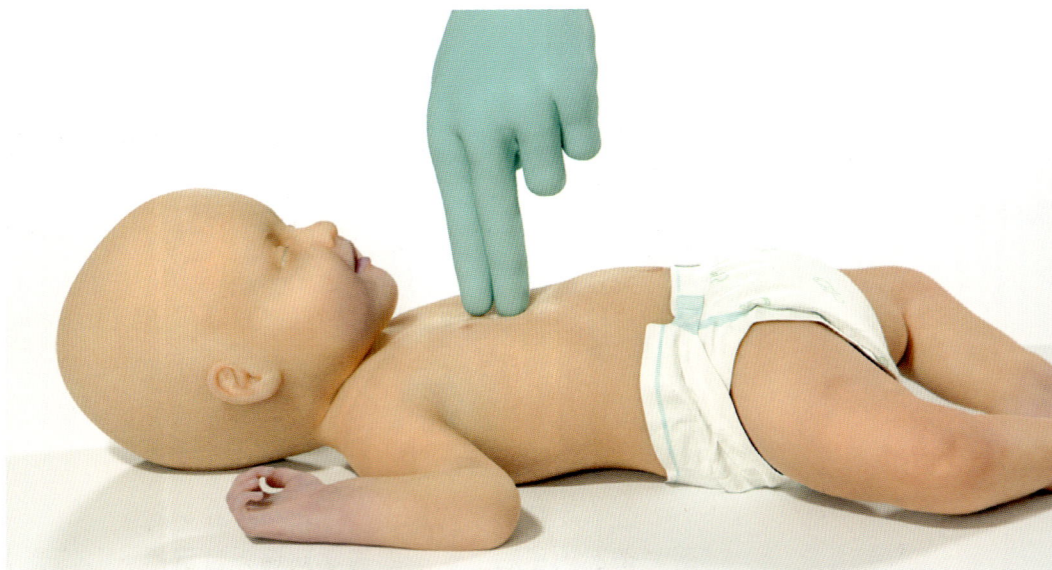

图 61. 用 1 只手的 2 根手指进行胸外按压。将手指放在胸骨上，乳头连线正下方。避开胸骨末端。

轮换施救者以避免疲劳

实施正确的胸外按压是很辛苦的工作。您在按压时越疲劳，按压的效果越差。

如果有其他人会做心肺复苏，那么你们可以轮换实施心肺复苏。施救者大约每隔 2 分钟轮换一次，如果您感到疲劳，也可更早地轮换，轮换时应动作迅速，以尽量缩短按压中断的时间。

提醒其他施救者按照标明为"如何在心肺复苏过程中为婴儿提供胸外按压"的方框中的指示实施高质量心肺复苏。

人工呼吸

第 2 种心肺复苏技能是人工呼吸。在实施每组 30 次按压后，您需要给予 2 次人工呼吸。人工呼吸时，可使用或不使用如便携面罩或人工呼吸面膜等防护装置。

婴儿通常有健康的心脏，但如果他不能呼吸或者呼吸困难，那么心脏甚至有可能停止跳动。因此，对于需要胸外按压的婴儿而言，人工呼吸和胸外按压都非常重要。

人工呼吸时，需达到可见的胸部隆起。当您可以看到胸部隆起时，说明您给予了一次有效的人工呼吸。

开放气道

在人工呼吸前，应开放气道。这可以使舌根从咽喉后部抬起，从而确保您给予的呼吸可将空气送入患儿肺部。

开放气道幅度过大实际上可能引起婴儿气道*闭合*，导致空气无法进入。按照以下步骤操作，以确保正确地开放婴儿气道：

如何开放气道
☐ 一只手放在前额，另一只手的手指放在下颏的骨性部分。
☐ 使头部后仰并抬起下颏。

避免按压颈部或下颏下面的柔软部分，因为这可能会阻塞气道。另外，不要让婴儿头部过度后仰。因为这也有可能导致气道闭合。

不使用便携面罩给予人工呼吸

即便您选择在不使用防护装置的情况下为某人给予人工呼吸，这通常也是相当安全的，因为这样做使您感染疾病的几率很小。

每次人工呼吸时，应观察婴儿胸部是否开始隆起。您不必对年龄较大儿童吹入尽可能多的气量。事实上，观察患儿胸部是否开始隆起，是确定您给予的人工呼吸是否有效的最佳方法。

按照以下步骤，在不使用便携面罩或人工呼吸面膜的情况下给予人工呼吸（图 62）。

如何人工呼吸（不使用便携面罩）

☐ 在使气道保持开放的同时，正常呼吸一次。用口将婴儿的口鼻封住。如果您很难实现有效贴合，请尝试口对口或口对鼻呼吸。
  • 在使用口对口技术时，请捏住鼻子。
  • 如果您采用口对鼻技术，应封住患儿的嘴。
 	
☐ 给予 2 次人工呼吸（每次吹气 1 秒）。每次人工呼吸时，观察患者的胸部是否开始隆起。
 	
☐ 按压中断的时间不要超过 10 秒。

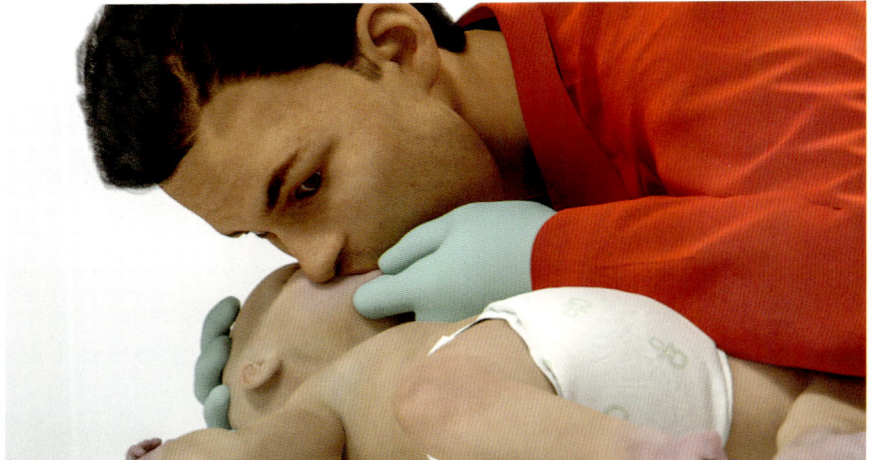

图 62. 用口将婴儿的口鼻包住。

如果胸部未隆起，应该怎么做

您需要练习才能给予正确的人工呼吸。如果您在给予人工呼吸后胸部未隆起，请进行以下操作：

- 将头部重新置于正常位置。
- 使头部后仰并抬起下颏，以开放气道。
- 然后，再给予一次人工呼吸。确保胸部隆起。

尽量减少胸外按压的中断 如果您未能在 10 秒内给予 2 次有效的人工呼吸，请重新快速用力按压胸部。每次完成 30 次按压后，再尝试人工呼吸。

按压中断的时间不要超过 10 秒。

使用便携面罩

人工呼吸时，可使用或不使用便携面罩等防护装置。防护装置由塑料制成，适用于覆盖患儿的口鼻（图 63）。它们可保护施救者不受血液、呕吐物或疾病感染。您的导师可能会谈及可在人工呼吸时使用的其他类型的防护装置，如人工呼吸面膜等。

如果您在工作场所，您的雇主可能会提供可在心肺复苏期间使用的个人防护设备，包括便携面罩或人工呼吸面膜等。

便携面罩的种类繁多，也有不同的尺寸供成人、儿童和婴儿使用。因此，务必使用正确的尺寸。您可能需要提前将便携面罩组装好，以作备用。

使用便携面罩给予人工呼吸 按照以下步骤，使用便携面罩给予人工呼吸（图 63）：

如何使用便携面罩给予人工呼吸

☐ 用面罩覆盖婴儿的口鼻。
  • 如果面罩一端较窄，请将较窄的一端置于鼻梁上；使较宽的一端覆盖患儿的嘴。

☐ 向婴儿面部压紧面罩的同时，使其头部后仰并抬起下颏。在您抬起下颏并保持气道开放的同时，必须使婴儿面部与面罩之间紧密贴合。

☐ 给予 2 次人工呼吸（每次吹气 1 秒）。每次人工呼吸时，观察患者的胸部是否开始隆起。

☐ 按压中断的时间不要超过 10 秒。

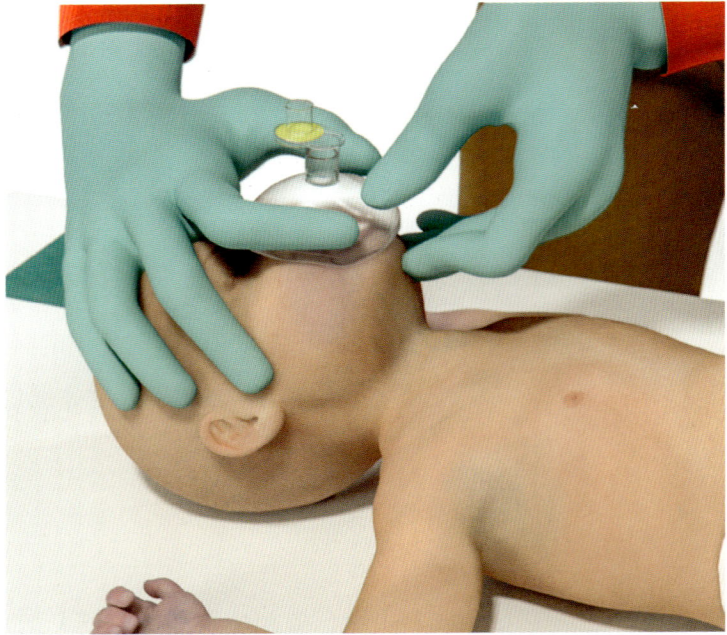

图 63. 使用便携面罩给予人工呼吸。

以 30:2 的比例给予胸外按压和人工呼吸

在提供心肺复苏时，以 30:2 的比例给予胸外按压和人工呼吸。

如何为婴儿给予多组胸外按压和人工呼吸

☐ 确保婴儿仰卧在坚固、平坦表面上。

☐ 迅速除去婴儿的衣服，以免影响操作。

☐ 给予 30 次胸外按压。
- 用 1 只手的 2 根手指进行胸外按压。将手指放在胸骨上，乳头连线正下方。
- 垂直向下至少按压胸部厚度的三分之一，或约 4 厘米。
- 以每分钟 100 到 120 次的速率按压。大声计数按压次数。
- 每次按压后，让胸部恢复到正常位置。

☐ 在完成 30 次按压后，给予 2 次人工呼吸。
- 开放气道，然后给予 2 次人工呼吸（每次吹气 1 秒）。每次人工呼吸时，观察患儿的胸部是否开始隆起。
- 按压中断的时间不要超过 10 秒。

请不要为了取得自动体外除颤器而延误对婴儿实施心肺复苏

对于发生心脏骤停的婴儿，实施心肺复苏期间同时给予胸外按压和人工呼吸是您可以采取的最重要措施。请不要为了取得自动体外除颤器而延误对婴儿实施心肺复苏。如果有人为您取来自动体外除颤器，请在自动体外除颤器送达后立即使用。请参阅"对儿童实施心肺复苏和自动体外除颤器"中的"使用自动体外除颤器"部分。

完整流程：婴儿高质量心肺复苏总结

婴儿通常有健康的心脏。通常，婴儿心脏停止跳动是因为不能呼吸或呼吸困难。因此，对婴儿同时人工呼吸和胸外按压非常重要。

胸外按压对输送血流也非常重要，因此是心肺复苏的核心环节。在人工呼吸时，中断胸外按压的时间不要超过 10 秒。

评估并获得援助

☐ 确保现场是安全的。

☐ 轻拍并呼喊患儿（检查患儿有无反应）。
  - *如果婴儿有反应，应继续进行急救救治。*
  - *如果婴儿无反应，请执行下一步操作。*

☐ 呼喊求助。

☐ 检查呼吸。
  - 如果婴儿有呼吸，请守在婴儿身边，直到高级救护人员到来。
  - 如果婴儿没有呼吸或者仅有濒死叹息样呼吸，请开始实施心肺复苏并使用自动体外除颤器。请参阅以下步骤。

开始心肺复苏，拨打当地急救电话，如**120** 并取得自动体外除颤器。

☐ 开始心肺复苏，拨打 120 并取得自动体外除颤器。

如果有人过来帮忙并且有手机可以使用
  - 在您开始实施心肺复苏时，让此人用手机拨打120，并将手机置于免提模式，再去取来自动体外除颤器。

如果有人过来帮忙并且没有手机可以使用
  - 在您开始实施心肺复苏时，请让此人赶快去拨打 120 并取得自动体外除颤器。

如果您独自一人并且有手机，或附近有电话
  - 在您开始实施心肺复苏时，请拨打120，并将电话置于免提模式。
  - 以 30:2 的比例实施 5 组胸外按压和人工呼吸。
  - 取来自动体外除颤器。*
  - 回到婴儿身边，继续实施心肺复苏。

如果您是独自一人，并且没有手机
  - 以 30:2 的比例实施 5 组胸外按压和人工呼吸。
  - 然后，赶快去拨打 120 并取来自动体外除颤器。*
  - 回到婴儿身边，继续实施心肺复苏。

*如果婴儿未受伤并且您是独自一人，在以 30:2 的比例实施 5 组胸外按压和人工呼吸后，可抱着婴儿去拨打 120 并取得自动体外除颤器。

提供高质量心肺复苏

在提供心肺复苏时，以 30:2 的比例实施胸外按压和人工呼吸。

☐ 确保婴儿仰卧在坚固、平坦表面上。

☐ 迅速除去患儿的衣服，以免影响操作。

☐ 给予 30 次胸外按压。
- 用 1 只手的 2 根手指进行胸外按压。将手指放在胸骨上，乳头连线正下方。
- 垂直向下至少按压胸部厚度的三分之一，或约 4 厘米。
- 以每分钟 100 到 120 次的速率按压。大声计数按压次数。
- 每次按压后，让胸部恢复到正常位置。

☐ 在完成 30 次按压后，给予 2 次人工呼吸。
- 开放气道，然后给予 2 次人工呼吸（每次吹气 1 秒）。每次人工呼吸时，观察患者的胸部是否开始隆起。
- 按压中断的时间不要超过 10 秒。

☐ 获得自动体外除颤器后，应尽快使用。
- 开启自动体外除颤器的电源，然后按照提示操作。
- 粘贴电极片。
  - 请为婴儿使用儿童电极片，如果有的话。
  - 如果没有儿童电极片，则使用成人电极片。
- 让自动体外除颤器执行分析。
- 确保此时没有任何人接触婴儿，并按照提示实施电击。

☐ 给予心肺复苏并使用自动体外除颤器，直到
- 可与您轮换提供心肺复苏的其他人到来
- 婴儿开始挪动身体、啼哭、眨眼或者作出其他反应
- 接受过更高级培训的人员到来接手

结束语

高质量心肺复苏要素总结

要素	成人和青少年	儿童 1 岁至青春期	婴儿 （1 岁以下，新生儿不包括在内）
确保现场是安全的	确保现场对您和需要援助者都是安全的		
轻拍并呼喊患者 （检查有无反应）	检查确认患者有无反应 如果没有反应，请执行下一步操作		
呼喊求助			
检查呼吸	如果患者呼吸正常，请守在患者身边，直到高级救护人员到来 如果患者呼吸不正常或者仅有濒死叹息样呼吸，请开始心肺复苏并使用自动体外除颤器。	如果有呼吸，请守在患儿身边，等待高级救护人员到来 如果没有呼吸或者仅有濒死叹息样呼吸，请开始心肺复苏并使用自动体外除颤器。	
开始心肺复苏，拨打当地急救电话，如120 并取得自动体外除颤器	自己拨打或派人拨打当地急救电话，如120，同时开始实施心肺复苏 如果您是独自一人并且有电话，请将其置于免提模式并拨打当地急救电话，如120，同时开始实施心肺复苏	拨打或派人拨打当地急救电话，如120 并取得自动体外除颤器 如果您是独自一人并且有电话，请将其置于免提模式并拨打当地急救电话，如120，同时开始实施心肺复苏 如果您是独自一人并且没有电话，请以 30:2 的比例实施 5 组胸外按压和人工呼吸。然后，赶快去拨打当地急救电话，如120 并取得自动体外除颤器。回到患儿身边，继续实施心肺复苏。	
按压和人工呼吸	30 次按压接 2 次人工呼吸		
按压速率	以每分钟 100 到 120 次的速率按压胸部		
按压深度	至少 5 厘米	至少为胸部厚度的三分之一，或约为 5 厘米	至少为胸部厚度的三分之一，或约为 4 厘米
手的位置	将双手放在胸骨的下半部	将双手或一只手（适用于很小的儿童）放在胸骨的下半部	将 2 根手指放在婴儿胸部中央，乳头连线正下方
让胸部回弹	每次按压后，让胸部恢复到正常位置		
按压中断	按压中断的时间不要超过 10 秒		

法律问题	《好撒玛利亚人法》(Good Samaritan laws) 的设立是为了保护对伤病患提供帮助的人。 该法律在美国各州之间有所差异。您的导师将向您谈及适用的法律。
提供心肺复苏的职责	有些人必须在工作中为他人实施心肺复苏。例如, 执法人员、消防员、乘务员、警卫和公园巡护员。如果不在当班时间, 他们可以选择是否为他人提供心肺复苏。
	提供心肺复苏也可能成为您工作要求中的一部分。如果是, 那么您必须在工作时提供救助。但是, 如果不在当班时间, 您可以选择是否提供心肺复苏。
急症发生后	在提供心肺复苏期间, 您可能会了解到患者的隐私。但您不得与他人分享此类信息。对患者的隐私应该保密。
	请记住
	■ 请将患者的所有信息提供给实施急救医疗服务的施救者或患者的医务人员
	■ 保护患者隐私
拯救心脏课程结束后	祝贺您完成本课程!
	练习技能。经常复习本手册中的操作步骤。这将使您做好准备, 以便在任何需要的时刻给予高质量心肺复苏。
	当急症发生时, 务必拨打当地急救电话, 如120。调度员将提示您如何操作。
	如果您想要了解关于心肺复苏、自动体外除颤器或急救的更多信息, 请联系美国心脏协会 (AHA)。您也可以访问网站 **www.international.heart.org**。
	即便您不能确切记起所有步骤, 尝试施救也很重要。任何施救, 即便不完美, 也总比完全不施救要好。

全为生命

全为科学

心血管疾病致死人数超过各种癌症致死人数的总和。这种令人不安的统计数据促使美国心脏协会 (AHA) 通过使用新方法改进复苏知识和研究来实现将科学融入生活的承诺。

图书在版编目 (CIP) 数据

拯救心脏 急救 心肺复苏 自动体外除颤器学员手
册 / 美国心脏协会著、译— 杭州：浙江大学出版社
2017.1 （2022.1重印）
书名原文：Heartsaver FA CPR AED Student Manual
ISBN 978-7-308-16655-3

Ⅰ.①拯… Ⅱ.①美… Ⅲ.①心脏血管疾病—急救—
手册 Ⅳ.①R540.597-62

中国版本图书馆CIP数据核字（2017）第007341号

浙江省版权局著作权合同登记图字：11-2016-377号

拯救心脏 急救 心肺复苏 自动体外除颤器学员手册
美国心脏协会 著、译

责任编辑：李海燕
排版制作：续设计
责任校对：孙秀丽
出版发行：浙江大学出版社
　　　　　（杭州天目山路148号 邮政编码：310007）
　　　　　（网址：http://www.zjupress.com）
印　　刷：浙江海虹彩色印务有限公司
开　　本：889mm×1194mm　1/16
印　　张：9
插　　页：3
字　　数：230千
版印次：2017年1月第1版　2022年1月第39次印刷
书　　号：ISBN 978-7-308-16655-3
定　　价：108.00元

浙江大学出版社发行中心联系方式：88925591；http://zjdxcbs.tmall.com